デジタル医療・介護を一般診療において実現させる

Making Digital Healthcare Happen in Practice

編 著
吉長 成恭／森下 正之 兼 翻訳

The Authors
Professor Ruth Chambers OBE / Marc Schmid / Abdul Al Jabbouri

日本医療企画

はじめに

　本書『デジタル医療・介護を一般診療において実現させる』の核心的概念は、「Shared　Care：患者と医療・介護サービス提供者が最善のサービスを提供するために両者が治療・看護・介護サービス（Care Services）の方針決定を共有し、最善・最適な結果を追求する考え方」に基づいている。これは我々NPOの中心的概念・考え方である標準医療情報の提供と同一の軌道にある。

　その要旨は以下の通りである。

　「標準医療情報は、①皆保険の国民健康保険制度（公共財）の枠組み内で、提供される疾患別標準医療情報である。②提供される情報は患者の自己決定権を支援するものである。③示唆することは、患者・利用者側も疾患別標準医療情報を理解し、医療・介護サービスの提供者に疑問点や選択肢について、十分納得した方針を患者・利用者側に行えるように、標準的な情報を提供するのが主目的である。それと同時に今は公的保険制度の枠組みには入っていないが、今後入る可能性がある、新しい医療の流れも補足情報として提供している」

　本東京都認可NPOが創設10周年を祝う年に、英国の公的医療制度下で生まれた「TECS：デジタル技術が可能にした医療・介護サービス」に関する出版を支援することは大変意義深いことと考える次第である。

2019年3月
NPO標準医療情報センター
理事長　下地 恒毅

Recommendation

This book offers a powerful case for accelerating the potential of digital delivery of healthcare, which enables a transformational change to lower avoidable healthcare costs and improve clinical outcomes. With digital engagement it should be much easier for health professionals to build patients' understanding of their health condition(s) and empower them to take more responsibility for their health and wellbeing. The culture of learned dependency by patients has to end. Convenience of care is a major benefit as well, with members of the public able to access remote monitoring and consultations through telehealth, apps and online to harness digital health.

We must support healthcare professionals to make the best use of technology and data (about a person's condition) through: enhanced competency and capability, leadership, professionalism and collaborative/cooperative working. Putting technology enabled care services into practice should make a real difference. We need to move from proof of concept and pilots to adoption and dissemination at scale.

This book shares learning relating to how technology enabled healthcare is progressing in the UK with how it can be implemented in Japan. It's THE way forward for affordable and effective healthcare.

Recommendation from: Professor Ruth Chambers OBE, Clinical lead for technology enabled care in Staffordshire national health service, UK.

■ 推薦文 ■

　本書は、医療保健のデジタル手段による提供の可能性を加速するための強力な事例を提供しています。それは、回避可能な医療保健コストを下げ、そして臨床結果（アウトカム）を改善するための変革を可能にします。デジタル指標をもって、医療専門家は、患者の健康状態についての患者の理解を深め、健康と福祉に対してより多くの責任を患者が担うことができるようになります。患者による学習依存の文化は終わらなければなりません。一般の人々がデジタル健康を利用するために遠隔医療、アプリ、そしてオンラインを通して遠隔監視や相談にアクセスすることができるので、看護・介護の便利さも同様に大きな利益です。

　医療専門家が、技術やデータ（ヒトの状態について）を最大限に活用できるように支援する必要があり、即ち、好業績者の行動特性（コンピテンシー）や能力の向上、およびリーダーシップ、プロフェッショナリズム、共同作業/協調作業を通じて、デジタル技術が可能にした医療・介護サービス（TECS）を実践に移すことは、大きな違いを生み出すはずです。概念実証と実証テストから、大規模な採用と普及に移行する必要があります。

　本書は、英国でTECSがどのように進歩しているかに関する学習と、それが日本でどのように実施できるかについて説明しています。それは手頃な価格で効果的な医療保健のための今後の進む道です。

推薦文：ルース・チャンバースOBE[*]・教授、英国のスタッフォードシャー国営医療サービスにおけるテクノロジー対応医療の臨床リーダー。

[*]大英帝国勲章OBE（将校・オフィサー）の叙勲受章者称号

Contents

はじめに ………………………………… 1
Recommendation ……………………… 2
推薦文 …………………………………… 3
Glossary（用語リスト）……………… 8

第I部 デジタル医療・介護を一般診療において実現させる

第1章 我々がいる場所は、デジタル技術が可能にした医療・介護サービスが受けられる ……………… 9

第2章 あなたの診療所がデジタル高品質マーク（水準）を達成するために ……………………………… 19

第3章 ビデオコンサルテーションと遠隔医療 ……… 35

第4章 Apps（スマホアプリ）………………………… 43

第5章 ソーシャルメディア ………………………… 55

第6章 Telehealth …………………………………… 73

第7章 ウェアラブル（着用可能）技術 ……………… 83

第8章 支援技術（AT：Assistive technology）…… 91

第2部 医療・介護サービスの新潮流

- **第1章** TECS（Technology Enabled Care Services：デジタル技術が可能にした医療・介護サービス）……… 105

- **第2章** 遠隔医療・保健サービスの進展に向け看護師のITリテラシー向上支援策が加速 ……… 113

- **第3章** 世界の医療・介護サービスの新潮流①
  ——NHSへの大規模サイバー攻撃の概況と背景 ……… 127

- **第4章** 世界の医療・介護サービスの新潮流②
  ——NHSが取り組むシミュレーション教育 ……… 139

- **第5章** 放射線医療機器の普及に伴い「1人あたりの被ばく（蓄積）総量」把握が重要に …… 149

- **第6章** 医療現場の課題解決に向けAI・IoTの導入が本格化 ……… 161

●備考として本書の付随情報

　原書のタイトル"Making digital healthcare happen in practice"を、より正確な日本語訳とするため、英国の著者Dr. Ruth Chambers教授に確認したところ、"in practice"にダブルの意味があることが確認できた。そのため『デジタル医療・介護を一般診療において実現させる』を本書の正式タイトルとした。

　第1部は、Dr. Ruth Chambers教授が主幹となり執筆・編集された原書を吉長・森下が編著の下に、森下が翻訳した。第2部は、同教授と20年近く親交があり、同教授のTECS（Technology Enabled Care Services：デジタル技術が可能にした医療・介護サービス）の概念に触発され、一般診療（GP）中心の概念を拡張（Extension）する位置付けで、森下・吉長が病院を中心に進行するデジタル医療に関する病院専門誌への寄稿文から補完した。

第 1 部

デジタル医療・介護を一般診療において実現させる

Glossary（用語リスト）

■**A＆E（Accident and Emergency）**
　救命救急。

■**CCG（Clinical Commissioning Group）**
　一般開業医が結成した民間組合組織で、2013年でNHS（英国民保健医療制度）の75％前後の予算執行を委任されている。

■**Consultant**
　専門医。通常は病院と契約で働いている。最短で8年間の専門医研修後、専門医資格を取得。

■**GP（General Practice）**
　家庭医、一般開業医。大学医学部4年を卒業後、2年間の基盤教育を経た後、3年間のGP専門研修が必要。

■**GP Surgery**
　一般診療所。通常3人程度の開業医が事業主として診療所を運営。看護師、療養士、事務職並びに経営管理者を雇用する形態の診療所で、通常は調剤薬局が隣接敷地で運営されている。

■**PPG（Patient Participation Group）**
　患者参加団体。2016年4月よりNHSイングランド地域では、一般開業医・診療所はPPG結成が契約で規定された。1972年にPPGが結成され、既にかなりの組織が活動中。患者と開業医の関係を改善し、両者に便益があるように、ボランティアの患者グループ、診療所の事務責任者、開業医から構成され、主な目的は、患者の視点に基づいて、診療所の広告、健康促進の組織化、ボランティア・サービスにより地域のニーズを満たし、本グループを支援すること。現在75％の診療所がイングランド地域で持っているとのこと。

■**TECS（Technology Enabled Care Services）**
　科学技術、本書ではデジタル技術を意味し、デジタル技術が（実現）可能にした医療・介護サービス。その代表的なシステムがSimple Telehealth Floで、その創案・推進者がルース・チャンバース医学博士・教授である。

■**バイタルサイン**
　生命徴候＝心拍数、呼吸、血圧（第2部第1章）

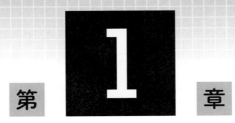

第1章

我々がいる場所は、デジタル技術が可能にした医療・介護サービスが受けられる

"Where we are now with technology enabled care"
Dr. Ruth Chambers

デジタル技術は、医療・介護サービス及びその成果を大きく変え、サービスを受ける患者や利用者の経験の改善と、サービス提供者の経験を向上させる多くの機会を提供しています。

　デジタル技術による遠隔医療や介護サービスの提供は、以下のような成果をもたらします。
- お金が節約できます。
- より便利になります。
- NHS（National Health Service：英国民保健医療制度）や介護サービスチームの生産性を高めます。
- 診療成果を向上させます（人々はより健康な状態で長く生きられる）。

　また、特定の人や治療法に適したTECS（Technology Enabled Care Services：デジタル技術が可能にした医療・介護サービス）を選択すると、以下のような成果が期待できます。

I'M AN OLD PERSON LIVING AT HOME AND NOBODY CARES! WHAT? COME TO THE HEALTH CENTRE AND COMPLAIN? AND TRIP OVER THE WALKING AIDS, THE ALARM MONITOR, THE ECG MONITOR THE PILL DISPENSER AND THE COMPUTER SETUP FOR SKYPE CALLS? RIDICULOUS!!!

私は高齢の独居者で、誰もかまってくれません！
何ですって？
保健センターへ来て苦情を述べる？
そして歩行支援に、警報装置に、心電図監視装置に、薬錠剤容器のために、Skype（TV電話）のためのPCセットアップに出向けと？
馬鹿々々しい!!!

- 患者へのエンパワーメント（権限移譲）を改善します。たとえば、診療成果の改善を達成するために、自己管理や服用する薬剤の量や濃度を適切にします。
- 不必要な入院・再入院やA＆E（救命救急）への搬送をより少なくできます。さらに、NHS医療と介護サービス資源を節減します。
- 患者の良好な生活習慣を促進します。たとえば、肥満管理、禁煙、アルコール依存への取り組み、生活の質（QOL）の向上、平均余命を延ばすなどです。
- 長期療養疾患（LTC）に対する診療医師などの医療サービス提供者と患者の分担を強化し、慢性閉塞性肺疾患（COPD）、喘息、糖尿病、心不全、高血圧、さらには認知症など慢性期疾患の重症化を防ぎます。
- 一般診療、薬局、地域医療、急性期及びメンタルヘルス（心の健康管理）など、すべての患者の病状・経路に沿って、臨床管理について最善の診療行為を一貫して適用できます。
- 双方向対話のTV電話相談、携帯電話の文字情報メッセージサービス、スマートフォンやタブレットなどの通信利用を促進します。また、健康に関係するアプリケーション、電話や電子メールでの相談など、患者がこれらの技術を利用するに当たって、より便利にしていきます。
- 遠隔医療サービスを利用する際のデジタル情報配信の能力と専門知識を強化することができます。そして地域社会や国内あるいは国際的な環境において、個々の保健医療や介護サービスの専門家、またはTECSのチームとしての活動をより充

実したものにします。

　しかし、これらを実現するためには時間がかかります。多くの新技術が可能にした医療やケアを実現するためには、そのための計画設定から始まり、従業員の募集、従業員教育・訓練などを実施する必要があり、それらの効果が現れるまでに最大3年かかると考えられます[1]。

　私たちは、自分の良好な健康を創り出すために、生活習慣の自己管理と共有管理の責任をもっと引き出そうとしています。個人の力を最適化し、慢性期疾患の予防と管理を支援しようと考えています。これは、各個人に合ったケアプランを介して行われ、人々が自分の健康データを追跡して分析するのを助けるオプションです。このようなソーシャルメディアを介したイノベーションによって、患者仲間を支援するさまざまなアプローチが可能になります。このためには、英国の大人の約90％が使用しているインターネットを最大限に活用する必要があります[2]。

　TECSは、臨床医及び患者が、個人の健康や社会的ケアの管理を支援する機器、情報、モニタリングなどのツールと、それらの応答の組み合わせによって構成されています。これによって、臨床成果を向上させる駆動装置で、デジタル配信がその患者に有用かどうかを決定する臨床成果を向上させ、有用ならどのようなタイプのケアの遠隔配信が患者のニーズに適しているか、あるいは、どんなリソースが利用可能なのか、その選択を決定します。

　LTC（介護）を効果的に管理することに重点を置いている

ため、病状の悪化を防いだり、コンディションの悪化を最小限に抑えることができます。これらは、薬剤の用量を適切にし、薬を定期的に服用させるなど、約束を守らせることを通じて実現できます。さらに、身体症状を中継したり、遠隔手段による患者の兆候を把握し、処置を改善したり、患者（及び臨床医）が彼らのコンディションをより深く理解することによって、生活習慣の改善を促進することができます。

TECSの成功に不可欠な要素は、患者と臨床医の間で合意された二重の管理計画であり、対象患者について一人以上の臨床医が関与することが望まれます。

患者に関する記録情報への仮想アクセス

患者の医療記録へのオンラインアクセス、診察の予約、及びこれまでと同じ（反復）処方箋のオーダリングは、一般診療で利用することができます。個々の患者は、自分の記録へのアクセスが他の臨床医でも利用できるように要求することができます[3]。

多くの人は一般診療で診察を予約し、オンラインで反復処方箋をオーダリングするようになってきました。血液検査結果、診察記録、病歴など、自分の健康記録をオンラインで見たい人もいます。そのような情報共有には、間違いをより少なくし、薬剤を重複して投与したり、投与量を誤るなどのケースを少なくするなどして、患者の安全性を向上させるメリットがあるでしょう。

また、患者が診察を予約したり、取り消したりすることができきれば、診療医への不必要な電話は少なくなると考えられます。さらに、患者が健康や福祉に関する情報を入手し、その情報に基づいて意思決定を行う能力も向上するといえます[3]。

　救急車サービスの中には、事故や緊急チームを備えたデジタルシステムを通じて患者の記録を共有するものがあります。多くの医療サービス提供者は、患者がいてもいなくても、Skype（TV電話）の「会議」を通じた診療記録の共有や多分野のやり取りを通じて、さまざまな設定で他の人と意思疎通することができます。

　ただし、潜在的なリスクもあります。家族や友人から強制的に医療記録へのアクセスを共有することを求められた場合、医療記録の内容の中に潜在的な被害をもたらすものが含まれているなら、情報の漏えいを防ぐ配慮が必要になります。

　その他、オンラインサービスが診察を予約する主要な方法になった場合、デジタル技術をフルに使える能力のある人は、インターネットを家で使える環境になかったり、デジタル技術に弱かったりする貧しい人々を犠牲にして、診察予約の大部分を素早く独り占めする可能性があります。

　救急サービスの中には事故や緊急チームを備えたデジタルシステムを通じて、患者の記録を共有するものがあります。多くの医療サービス提供者は、患者がいてもいなくても、Skype（TV電話）の「会議」を通じた診療記録共有や他分野のやり取りを通じて、さまざまな設定で他の人と意思疎通を取ることができます。

電話相談

　医療看護従事者と患者の間では、ここ数十年間、固定電話や携帯電話を使った電話相談が実施されています。患者にとって電話による相談は便利であると感じているからです。
　たとえば、電話相談なら会議に出席したり、仕事から離れるための時間をとる必要はありません。臨床医が検査結果をフィードバックし、次のステップを討議したり、治療や介入を段階的な管理計画として変更したりするために、臨床医が電話相談を開始することもあります。病院の専門医やコミュニティの看護師など、他のケア提供者からの連絡の後にGP（General Practitioner：一般開業医）と呼ばれる家庭医が電話をかけてもよいでしょう。
　電話相談には、機密保持、文書化、安全なネットワークなど、情報ガバナンスと臨床ガバナンスの問題があります。臨床医は、彼らが話している相手が、治療したり、治療の記録のある症状を有する「患者」だということを確認する必要があります。臨床医は、診断を行ったり治療法を変更したりする場合、包括的診療歴記録と、安全性に配慮した診療を行う必要があります。
　電話で相談を受け、患者の姿が見えないときに臨床医が身体測定を行う場合には、最適なレベルでの診断・決定を下すために、十分に注意を払う必要があります。臨床医が患者から報告された測定値に頼っている場合、使用されている機器や方法が信頼できるものであることを確認する必要があります。
　電話相談は、GPによる相談や往診を希望する患者、あるい

は時間外のサービスを利用する患者に対して、優先順位を決定し、選別を行うのに役に立ちます。最も必要とされる患者については優先順位の上位に選び、そうでない他の患者で、しかも一般診療所に出向くために仕事を休まなければならない患者については、電話相談を介して安全にアドバイスまたは遠隔診療することができます。

■電子メールヘルスケアサービス

臨床医または看護者が患者またはサービスユーザに電子メールを送信している場合、この相互交信は安全な暗号化交換を経由しないことを覚えておく必要があります。受信者の電子メールが残っている場合や、間違った電子メールアドレスが使用されている場合は、他の人が読むことがあります。

安全な英国電子メール標準は、http://systems.hscic.gov.uk/nhsmail/ future / service / security / index_htmlから入手できます。これには、NHSメールに関連する方針と手続きに関するガイダンス（N3 NHS接続の有無にかかわらず）が含まれます。電子メール標準は、安全な電子メールサービスを使用して医療保健機関と介護機関との間で機密情報の安全な交換をサポートするために開発されました。

●参考文献

1) Bland J, Khan H, Loder J et al. The NHS in 2030: a vision of a people-powered, knowledge- powered health system. London: Nesta; 2015. http://www.nesta.org.uk/publications/nhs-2030-people-powered-and-knowledge-powered-health-system
2) Ofcom. Adults' media use and attitudes. London: Ofcom; 2017. https://www.ofcom.org.uk/__data/assets/pdf_file/0020/102755/adults-media-use-attitudes-2017.pdf
3) NHS England. Patient Online. London: NHS England. https://www.england.nhs.uk/ourwork/pe/patient-online/

第 2 章

あなたの診療所が
デジタル高品質マーク(水準)を
達成するために

"Moving to attain the digital quality mark for your practice"
Dr. Ruth Chambers and Marc Schmid

■人を中心とした（組織）文化

　「人を中心としたケア（person-centred care）」は、適切な時間と場所で、その人の年齢及び認知障害を考慮して実施されます。そして、その人（やケア提供者）の必要性と好みを尊重し、尊厳、同情、感受性及び敬意を持って、提供されることになります。

　さらに、person-centred careには以下のような内容が付け加えられます。

- 包括的ケアは（適切なモノとして）身体面、心的面、感情面、精神面、及び社会的側面と個人の視点とその経験を含みます。
- 共有ケアは、情報を与えられ、価値観に基づき、嗜好に敏感で、個人（必要に応じてケア提供者または家族）とケア専門家の間で共有されます。
- 安全性については、異なるルートと治療方法の選択肢がある場合には、潜在的な利益とリスクとのバランスについての情報をもとにして、意思決定を行います。
- 一般社会、地域社会、患者の意見とそのフィードバックをもとに設計され、評価されます。
- 積極的、包括的な健康増進の他、第一次医療・第二次医療・第三次医療の予防を含みます。
- 医療と介護ケアにおいて、質改善の文化は不可欠です[1) 2)]。

　自己管理のサポートと患者の教育は、個々の患者が長期的な健康状態の管理に当たって、最善のやり方（管理）を共有した

り、不健全なライフスタイルの習慣と闘う責任を持つことができます[1]。

したがって、あなたは、患者とサービス利用者、医療もしくは介護専門家との間で、共有ケアによる自己管理によってもたらされた行動変化を以下のように奨励するでしょう。

- 共通の協議事項を確立すること、即ちあなた方両方がどちらに重点を置いているのかを明確にすること。
- 目標を設定すること、即ち患者とケア提供者が達成可能で有益であると合意する。
- それらの目標が十分達成されているかフォローアップする、即ち、もし進捗が遅かったり、自己管理が計画通りに上手くいかない場合、もしくは更により良く目標が速く達成されるなら、他の組合せ目標に同意することはできる。

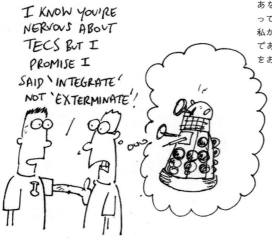

あなたがTECSについて神経質になっているのを知っています。しかし、私が言ったのは"一つに統合する"であって"根絶する"ではないことをお約束します。

共通の目標と計画は、人を中心に考える必要があります。また、ケアを提供する者同士で、克服したいと思っていることや、不健全なライフスタイルの習慣と闘う責任を持つことができます。

　一般的に、患者やサービス利用者からのフィードバックは、彼らの健康の改善をサポートするように設定されています。個別的に立てた目標を大切にし、自己でコントロールすることがより多くできるようになります。

　これは、臨床医が設定した目標や行動を単に遵守するように指示されるのではなく、自分の健康を改善するために目標を設定し、そのやり方を理解するという点で、「遵守」より「一致」でしょう。

　そして、血圧などの患者の体調や、糖尿病患者のHbA1cやコレステロールなどの検査結果の最新情報は、共有ケア計画で合意された目標を達成する上で、より高い努力目標と動機付けになります。

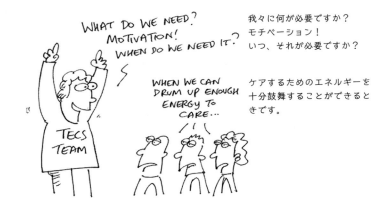

我々に何が必要ですか？
モチベーション！
いつ、それが必要ですか？

ケアするためのエネルギーを十分鼓舞することができるときです。

■変化を起こす方法を理解する

図2.1は、個々の人がどのようなサイクルや段階を踏んで変化するのか、またどのように変化しなければならないのかを示しています[1]。

潜在的な個人のユーザーたちは、黙考・計画の段階を通して（例えばSkype〈TV電話〉のような違った方法の使用による医療・介護の提供）と彼ら自身が行動する段階に移ります。彼らは達成可能な現実的な目標が必要で、彼らにやる気を失わせないように、もしくは（私はできないと知っていた）という逃げ道を許さないようにすることです。

このケースでは、患者と臨床医の間でSkypeを使用する際に適用される変化のサイクルには、各々患者と開業医の間では、

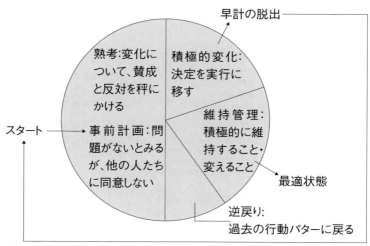

図2.1　変化のサイクル

異なる行動を持ったデータの入力や読み込みが必要ですが、同じ進歩がサポートと経験で変化のサイクルで維持されます。

　人々が変化するのを助けるためにどのような介入をしたらよいかを理解するためには、個人が変化の準備が整っているのか、すでに行動を起こしているのかを判断する必要があります。その後、自分のアプローチや介入を彼らのステージに合わせることができます。

　TECSを使用することの必要性と潜在的利益を見いだす臨床医は、患者を適切に選択し、個々の患者と効果的に対話し、積極的な管理を行う必要があります。その際に重要なのは以下のような点です。

- 勇気がある。
- 心を開いて、熟考し、再考する。
- アイデア（作り）の共同作業とスワップや共有－共通のビジョンの策定をする。

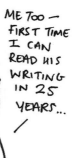

I DO PREFER FACE TO FACE APPOINTMENTS BUT I QUITE LIKE IT WHEN MY GP SENDS ME TEXTS...

私は面談診療予約を強く望みますが、開業医が私にメールで要旨を送ってくれるときはその方式が好きです。

私も、この25年間で初めて彼の記述要旨を読むことができます。

ME TOO － FIRST TIME I CAN READ HIS WRITING IN 25 YEARS...

- 投資を見つける－業界、学界、指導者、提供者から（戦略や優先順位に合わせて）チャンスを最大限に生かす。
- あきらめないで！

■情報のガバナンス要件を完全に満たす

　CCG*と地域医療保健・介護組織が、ITのセキュリティ、臨床の安全性、データ品質、患者データの使用、データ保護と秘密保持、情報の基準と他の適正慣行に関して国の必要条件に賛成していることを確認してください。これらは、通常、Caldicott Guardianが署名しています。

＊2012年に改組された地域の医療サービス購入計画立案とそのサービスのNHSからの委託業務を指示する地域開業医組合。

■インフォームドコンセント
（患者が情報を十分に与えられ同意すること）

　同意は口頭でも書面でも暗黙でもかまいません。暗黙の同意は、患者による非言語的な方法で特定の治療、検査または相談方法に対しての応諾です。

■優れた品質と標準化されたデジタルでの提供を
あなたの診療で達成すること

　デジタル品質マーク「評価」は、LTC（療養看護・介護）

またはハンディのある生活習慣を持った患者や市民に対して、TECSを採用しようとする医療チームに報酬を与えることができます。

　以下にTECSの具体的な内容を示しておきます。
- テレヘルス（遠隔医療サービス）。
- 自宅あるいは他の私的な場所、介護施設、介護施設に居住している患者とのビデオコンサルテーション（ビデオによる相談）。
- 患者グループと診療患者参加グループ（PPG）とのソーシャルメディア（Facebook、YouTubeなど）。
- モバイル・アプリ（アプリケーション）。
- 患者とのアクセスが可能なオンライン。

■デジタル品質マークは、WMAHSNのLTC（療養看護・介護）ネットワークによって創り出され、推進している

　TECSを採用している場合は、現場の模範的チームや評価を確立した医療サービス提供者がデジタル技術を組み込んでいますが、膨大な人数の開業医・患者がとり残されているのが現状です。

　その結果、本来は通常の患者看護・介護サービス提供に欠かすことのできないデジタル技術が、その潜在的な可能性はありながらほとんど提供されていません。

■品質マークの重要な要素 − 長期的なコンディションと生活習慣のためにTECSの提供に関連する7つの「C」

1. Competence（能力・適正）：
　合意された目的のためにTECSの導入方法の範囲、個人的使用及び情報の提供/助言及び情報に基づく行動に関する能力：（対象）医師・看護師等の実務者、管理者及び患者/介護者/市民

2. Capability（才能・手腕）：
　合意された目的のためにTECSの提供形態・様式の使用範囲で、日々の生活で、日常の専門家的、アドバイス及び情報の提供/行動における、（実際的に最善の実施）ベストプラクティス：（対象）医師・看護師等の実務者、管理者及び患者/介護者/市民

3. Capacity（力量）：
　仕事の役割（開業医/管理者）または個人的な生活（患者/介護者/市民）＋ITインフラストラクチャ及び機器の重要な要素とみなされる、ケアの遠隔配信を開始し参加するための保護され優先順位付けされた時間を有する利用可能で、すべてのサービスプロバイダとユーザーが簡単にアクセスできる。

4. Confidence（信頼性・自信）：
　医師・看護師等の最善の実施、管理者は、次のことを確信している：
　・組織基盤が機器の信頼性と妥当性及びその成果（アウトプット）において、実務規範に沿って整っている。
　患者/介護者/市民は次のことを確信している：
　・TECSの使用が臨床医と合意した臨床上の最善の実施（ベ

ストプラクティス）の不可欠な部分であり、そして彼らに責任ある医師・看護師等の実務者がTECSメッセージまたはやり取りの中継にアクセスし/行動する。

5．Creativity（創造性）：

　プラクティショナー/マネジャーは、実践規範に沿って異なる目的または患者/介護者グループに合意したTECSを採用し適応させることができる。

6．Communication（コミュニケーション）：

　デジタルモードの配信と関連する臨床プロトコルの共有と普及、チーム/組織との共同作業、うまくいったこととそれほどうまくいかなかったことを分かち合うアプリケーション/結果/課題などの評価。

7．Continuity（継続性）：

　LTC/生活習慣の1つの経路に沿ってTECSの様式で相互作用することができる少なくとも1人の開業医/患者。開業医が適切でない場合には、開業医は合意された共同介護管理計画に沿って患者と事前に合意した。

■品質マークはどのように見えるか？

　これは、以下のものの最低限の採用に基づいています。
- 3つの型の技術提供により、患者に過去6カ月間アクセス可能なケアが可能になった（各モードの技術にアクセスする少なくとも10人の患者）+少なくとも10％の患者が患者オンライン+関連する臨床プロトコルにTECS要素+TECSの実践規範。

■開業医はTECSの提供のために スタッフトレーニングへの投資が必要

- スタッフとの面会と遠隔学習の融合アプローチを提供する「スタッフ学習プログラム」を利用する。
- ソーシャルメディアを使って患者と交流し、PPG*を開発する。
- 患者をオンラインで登録するようにソーシャルメディアを利用する。
- デジタル配信を使用するために必要なインフラを実践する―これには、Wi-Fiアクセス、最新の機器が必要となる。
- 意欲的なケアや養護施設の患者とのビデオコンサルテーション。
- 臨床サービス提供のために患者とビデオコンサルテーションを直接使用する。
- 患者がLTCと生活習慣のために選択したアプリを使用するように促す。
- 他の形態のテレヘルス、たとえば内視鏡-iイメージのフローシンプルテレヘルスを利用する。
- 長期的な健康状態、悪い生活習慣を持った患者、またはその介護者のデジタル開発／アップスキル（技術の向上）をサポートする。
- 患者のための学習用セルフケアビデオの作成を支援する。
- 診療所ごとの臨床チャンピオンを選ぶ。

*PPG：Patient Participation Groupの略。2015年4月よりNHSとの契約で一般開業医はPPGを持つことが義務付けられている。

■ガバナンスに関連する実践規範の遵守

主要業績評価指標の達成[3]：
- 品質：医学的遵守が改善され、患者や介護者の満足度が高まった。健康状態に対する患者の知識が増加。BP（血圧）のような人々の健康のモニタリングが向上した。
- 効率性：GPその他のケアスタッフの自宅訪問が減少した。ケア・ホームズからのA＆Eの入院と滞在日数が減少した。外来症例で特別の注意が必要な受入許可の入院数が減少。緊急入院・再入院の人数が減少した。

■なぜ評価するのか？

　TECSによってサービス提供が変更されると、価値があることを確認する必要があります。たとえば次のようなものです。
- 早い段階でサービスが人の健康問題や健康悪化の初期兆候を検出したかを判断する。
- サービスが患者またはサービス利用者の適切な行動を誘発するのに役立つか、不要な医療・介護のケア利用を避ける迅速な臨床医または看護・介護者の対応に結びつくか。
- NHSや社会福祉基金への費用と節減の見積もり。
- 将来的にサービスが改善でき得る方法を特定する。

　あなたは、あなたの患者の電話調査や、グループが対話形式で自由に発言してもらう「フォーカスグループ」（インタビュー）

調査を行い、以下のような点をより深く知ることができます。
１．患者の自律性の強化
　患者は自分の長期的な健康状態をより良く理解していますか？　生活習慣の悪影響を理解していますか？　継続的に介護施設に入らず、自宅で独立したままでいますか？　合意したケアプランに沿って、投薬やその他の治療法を実施しましたか？
２．ヘルスケアの利用によるインパクト
　A&Eへの入院や搬送を回避することができます。患者が薬をきちんと定期的に服用するため、投薬の無駄が少なくなります。
３．患者やサービス利用者が受け取る利益の範囲
　効率的な医療提供は、より多くの人々がサービスを受けたり、他の患者グループも利益を受けたりできるようになります。
４．臨床アウトカムへの影響
　バイタルサイン（生命徴候）及び検査結果の実際の（または現実に近い）時間モニタリングは、薬物（たとえば抗高血圧薬）のより迅速な滴定または劣化防止のための薬物開始（たとえばCOPDのためのレスキュー投薬）を可能にします。
５．患者またはサービスのユーザー満足度
　患者、その家族または介護者は、彼らの健康状態（たとえば血圧、酸素飽和度）または精神の健康状態（たとえば精神保健スコア）を測定し、その結果について信頼できる場合には、より積極的にケアを受けるようになります。これによって、彼らの健康状態に影響を及ぼす状態や要因をより深く理解することにつながります。

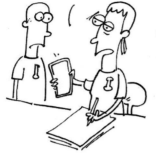

私たちの睡眠アプリについて、これらの監査と評価をすべて実行すると、私は眠りにつく……。

6．患者モチベーション

　たとえば、遠隔医療（リモート）によって、励まされたり質問を受けたりすることによって、禁煙、体重管理、アルコールフリーのライフスタイルを維持していくことができます。

7．患者の関与

　このように患者が関与していくのは、患者の満足感と関連している可能性があり、臨床アウトカムが含まれます。

8．専門家の技術受け入れ

9．コスト

　ユニット・コストの利益を最大化することは重要な特徴であり、TECS提供の費用対効果を決定することは非常に困難かもしれません。

●参考文献

1) Chambers R, Wakley G, Blenkinsopp A. *Supporting Self Care in Primary Care*. Abingdon: Radcliffe Publishing; 2006.
2) Cottrell E, Roddy E, Rathod T et al. What influences general practitioners' use of exercise for patients with chronic knee pain? Results from a national survey. BMC Family Practice 2016; 17: 172. Doi 10.1186/s12875-016-0570-4 www.ncbi.nlm.nih.gov/pmc/articles/PMC5168590/pdf/12875_2016_Article_570.pdf
3) NHSE. QIPP Opportunity Guide, section 08 Telehealth. London: NHSE, 2017.

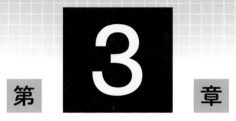

第3章

ビデオコンサルテーションと遠隔医療

"Videoconsultation or telemedicine"
Marc Schmid

「遠隔医療」は解釈がさまざまある用語です。それは、ある臨床医から別の臨床医へセンサー及び電子通信手段の使用に関連して、GP（一般開業医）や地域看護師と専門医との間で、共有された患者相談（その患者が出席する。または出席しない場合も）や事前予約ビデオ会議などの診断及び臨床管理を支援するために使われることがあります。「遠隔医療」という用語は、遠隔の患者を診察、監視（モニタリング）、治療、ケアするための情報通信技術というだけではなく、すべての種類の医療機関やその間で、同じように自宅で生活する患者をモニタリングし、支援することができます[1]。

　「遠隔医療とテレコンサルテーション」には、患者と医療従事者の遠隔相談、専門家間のピア・ツー・ピア（仲間同士）協議を可能にするビデオ会議施設（または高品質ウェブカメラ）の使用が含まれます[2]。

　ビデオコンサルテーションは、臨床医が患者と直接相談することなく、対面ケアを実現できる遠隔施設といえるでしょう。それは直接対面式の面談に取って代わるものではありませんが、診療所に通う患者や家庭訪問の臨床医に代わるものとして、必要な人にはなくてはならないものとして利用できます。

　診療において、ビデオ技術の使用は2人の臨床医がSkypeを介してケースを話し合う場合の単純なものや、スタフォードシャーで起こっているような、ケアホームと一般診療所チームを結びつける特注ビデオ技術のような複雑なものかもしれません。

ビデオ相談は、Skypeを介したオープン（非機密性）なビデオのやり取りではなく、暗号化された接続を介して提供される場合があります。臨床医と携帯電話、タブレット、コンピューターまたは他のデバイスを介してSkypeにアクセスできる患者との間で設定されることがあります。遠隔で実施される専門家会議での臨床医と臨床医の対話（インタラクション）のために、または異なる設定（たとえば、急性期病院及び一般的な診療所の設定）の施術者間でセットアップされることもあります。ただし、集合住宅や特定の携帯電話サービスなどでは接続が困難な場合があります。

■遠隔医療の利点

　遠隔医療は、医療従事者が最新技術を使用して患者を遠隔か

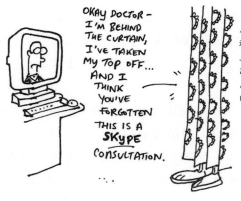

ハイ、お医者さん。
私はカーテンの後ろにいます。
上半身の着衣を脱いでいます。
あなた、これがSkype（TV電話）による診察であることをお忘れではないでしょうか。

ら評価し、診断し、治療することを可能にします。以下にそのメリットを挙げてみます。
- 患者、臨床医にとって移動を最小限にできます。
- 保健や社会福祉の同僚間のネットワークを改善できます。
- 遠隔相談による感染拡大を低減します。
- 診療所を訪れる患者への負担を緩和し、ストレスを軽減します。
- ビデオコンサルテーションをセルフモニタリングにリンクし、セルフケアを奨励することができます。

■ビデオコンサルテーションを使った介護への挑戦

　まず、ITプロバイダーと情報ガバナンス（IG）との内部ディスカッションを開始します。例にあげたプロトコール（公的手順）（www.digitalhealthsot.nhs.ukを参照）は、CCG及び一般診療所におけるこれらの種類の懸念（に対して）応答しており、医療防衛組織的考慮事項を含みます。あなた自身の目的のために、そして地方のIGとセキュリティ手順に適合させるために、文書のいくつかのセクションを採用するか、または適用するかもしれません。
　患者やサービス利用者から同意を得る際には、このような相談は既存のサービスに取って代わるものではなく、それらを強化するものであることを明らかにしておきます。ビデオコンサルテーションを必要とする適切な患者は、反復非入院者であるか、またはGPサービスへのアクセスが困難であり、長期的に

苦しんでいる患者といえます。

　ビデオコンサルテーションのクリニックをチームとして組織していきましょう。そのために、Skypeの連絡先リストを作成し、コンサルテーションが行われるときに患者にメッセージを送信して、電話相談のときのように所定の時間に連絡する練習が必要です。

　必要な機器には、ラップトップまたはPC、デュアルスクリーンまたはウェブカメラが含まれます。ライブに行く前にアプローチをテストして、ブロードバンドの接続速度を事前に確認するか、スタンバイ状態のドングル（コンピューターに接続できる小さな装置）を持ってください。

　例3.1は、医療チームのSkype使用例です。

> **例3.1 患者がSkypeの使用を試験的に運用するGP（一般開業医）**
>
> 　ロンドンのキャベンディッシュ保健センターのGPは、患者とのSkype（TV電話）相談の使用を試験的に運用し、患者の95％が「再び使用する」と言っています。
>
> 　94％が満足している、あるいはSkypeによる相談が医療ニーズを満たしていると評価し、予約待ちの時間について78％が満足していると報告しています。
>
> 　患者（幅広い構成内容）は、就労者と幼児の両親がサービスを利用していました。患者の3分の2は自宅から遠隔相談に参加しましたが、25〜28％は職場からSkypeによる

相談に参加していました。

　試験的診療の主任GPであるAlice Fraser博士は、「遠隔相談は柔軟に運営されており、臨床医が時間を効率的かつ生産的に使うことを可能にしています。移動の問題を抱える患者さんは、Skypeによる相談ができるので、このサービスは特に便利です」と語っています。

　Skype同士の音声、ビデオ、ファイル転送、インスタントメッセージのやり取りは暗号化されています。Skypeから携帯電話や固定電話への電話はありません。SkypeはNHSのG-Cloudにあり、NHSの組織が使用する承認済みのソフトウェアが含まれています。

■遠隔医療の導入の障壁

　遠隔医療の設立は効果的でない場合には、規模で実施する必要があります。そのことは、IG（インスタグラム）、プライバシー影響評価、インフォームドコンセント、医療防衛機関補償、プロトコール（公的手順）と同様に機器（暗号化されたビデオリンク、ウェブカメラなど）のコストや設定、アップスキルなど（患者またはサービス利用者、臨床医、管理者）の事前契約に関する計画、関与が必要です。別の懸念事項として、Skypeのセキュリティはリスクとして解決が必要です。

■使用する遠隔医療の形態

　これは、予算とITチームからのサポートに完全に依存しています。ここで利用可能なプロトコールを採用または採用したい場合や、特注の機器を設置する予算がない場合は、SkypeやFaceTimeなどの低コストのオプションを試行し、実験してください。

●参考文献

1) www.tractica.com/research/telehealth-video-consultations/
2) Taylor K. *Connected Health: how digital technology is transforming health and social care*. London: Deloitte Centre for Health Solutions; 2015. https://www2.deloitte.com/content/dam/Deloitte/uk/Documents/life-sciences-health-care/deloitte-uk-connected-health.pdf

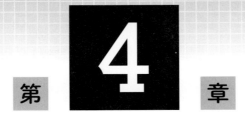

第4章

Apps(スマホアプリ)

Apps
Marc Schmid

英国の成人の約4分の3がスマートフォンを持っています[1]。
　これらは、ウェアラブルバイオセンサー*と組み合わせた医療用途に使用でき、バイタルサインを検知、分析、表示し、重大な変化や悪化に対する警告（アラート）を発し、状況のエスカレーションをタイムリーな方法で対処できます。
＊生物がもつ優れた物質認識能力を利用、あるいは模倣した化学センサー（感知器）のこと。

　心拍リズムを追跡し、アプリを使用して精神的健康状態を監視（モニタリング）することができる付属装置は、患者、その介護者及び臨床医にとってより便利であり、同時に、より良い健康上の結果をもたらすことができます。
　健康関連のアプリは、例4.1のように、しばしば個人によって購入または取得され、しばしばウェブサイトからアクセスされ、携帯電話やタブレットにアップロードされます。健康アプリは、自分の健康状態への理解を向上させ、自分の健康を管理したり、生活習慣やそれに関連する影響を認識したりできます。
　健康アプリの用途は次のとおりです。
- 介入や投薬についてその人が遵守しているかウォッチし、体重などの身体測定の遠隔監視を可能にする。
- 自己診断やモニタリングをサポートする。
- 専門的なサポートと教育を提供する。
- 適切なサービスへの標識となる。
- 遠隔診断を可能にする視覚的な画像と情報を共有する。
- 臨床ネットワークを支える。

　「mHealth」とは、「健康関連のモバイルアプリと健康関連ウ

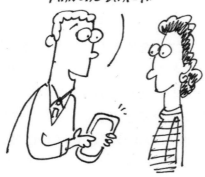

私の新しい片頭痛アプリが好きです。
手書き日記帳を記入することを覚えていて、頭痛を取り除いてくれます。

ェアラブルデバイス」[2)] と定義できます（モバイルヘルスと呼ばれ、スマートフォンなどの携帯情報端末を積極的に医療に導入することで個人の健康を高めるシステム）。

　一般的な健康状態や健康状態を監視するため、または健康状態を監視するために設計されたものを含む数十万種類の健康アプリが利用できます。

　または医療機器として機能する介護者やアプリで、一般的な健康と福祉活動のための使用は個々の消費者によって始められる傾向があり、その結果、生成されたデータの機密保持の必要性は低くなっています。しかし、臨床医や患者／病院システムに報告するために使用する場合は、データ機密性を保つ必要が

あります。

　イングランド地域のNHSにはオンラインアプリライブラリー（https://apps.beta.nhs.uk/）があり、付属のアプリは「臨床的に安全」とみなされています。医療アプリに関する欧州の規制があります。

　それが診断、予防、監視、治療に使用される場合、または疾患、傷害、ハンデキャップの軽減・緩和、または解剖学的あるいは生理学的プロセスの調査、概念の制御を行う場合、「CE」マークが必須となります。管理機能のためのアプリは「医療」として分類されていないため、「CE」マークは必要ありません。パーソナライズされたアドバイスを提供し、診断目的または医療目的で使用されるものは、「医療」アプリとみなされ、したがって「CE」マークが必要です。なお「CE」マークに関しては、http://dhaca.org.uk/を参照してください。

　英国のすべてのアプリは、Data Protection Act 1998（DPA：データ保護法）と、誤解を招く広告に関するEuropean Directive（EU指令）によって規制されています[3]。アプリが医療機器とみなされる場合には、医薬品とヘルスケア製品規制機関（MHRA）によって規制されます[4]。医師は、ウェブサイトのアプリを含め、「CE」マークのない医療用アプリを使用したり、推奨したりしないことをお勧めします。そして臨床医は、アプリからの情報に頼る前に常に専門的な判断を下す必要があると思われます[4]。

　モバイルデバイスやアプリは、X線の結果を見たり、症状や重大な統計を追跡することによって、さまざまな日常的な医療

課題をサポートすることができます。これらのアプリは、臨床医が薬剤用量計算、患者教育、医療記録へのアクセス、臨床決定支援などの多くの一般的な疾患を診断、監視、治療するのに役立ちます。

　スマートフォンでQRコードをスキャンするか、ウェブサイトのアドレスを使用して、興味のあるサイトにアクセスできます。

オルチャ（ORCHA）サイト
　看護と健康アプリのレビュー機関である「ORCHA」は、一般の人たちや専門家が福祉とリソースに革命を起こすことができるようにアプリのプラットフォームを提供しています。これらのアプリのプラットフォームは、検証され、適正化されており、推薦されるレベルのものとなっています。プラットフォームは、専門家や患者、そして一般の人々がアプリを利用することを目的としていて、質的にも十分に優れていることを保証できます。
http://www.orcha.co.uk

> **MY HEALTH APPS（私の健康アプリ）**
> 　「My Health Apps」は保健・医療アプリを集めています。患者やサービス利用者が、偶然、共通の問題やニーズの変化、目標や目標の達成状況を見てテストし、レビューしました。Kirklees評議会がセルフケアを促進し、長期的な条件の人々のための支援を提供するために試行テストをしました。
> http://myhealthapps.net/category#MY HEALTH APPS

　別のタイプのデバイスは、AliveCorのモバイルECG（心電図）が、患者自身のAndroidまたはiOSスマートフォンあるいはデバイスと組み合わせて使用され、ECGを記録することができます。心房細動の記録では、読影は臨床医とリアルタイムで共有して解釈・判断・管理することをサポートできるようになっています。

■セルフケアを推進する

　スマートフォンアプリに取り込まれた膨大な数量の個人の健康情報は、患者が健康なときと、いつ医師に診てもらう必要があるかをよりよく理解するために使用できます。

　病院やGP（診療所）を離れるとき、患者はしばしば自分の現在の状態と次に何をすべきかについて、あまり多くの助言が記憶されていません。そのため、多くの場合、インターネット

上のアドバイスを検索します。これは、健康アドバイスに関して危険な場所（サイト）にアクセスする危険性を持っています。

　必要なことを思い出させるアプリは、自分の病気を管理するのに役立ち、同時に、医師の助言を受けたりすることができます。そして、インターネットから未確認の医学的アドバイスを受けたりすることを防ぐことができます。

　アプリを使って薬の使用状況を監視して、忘れることがないようにしたり、iVaccアプリのように家族のワクチン接種の記録を保存し、有効期限終了時が到来したときにリマインダー（督促・注意喚起メール）を送信することができます。

■アプリのリスクをチェックする

　表4.1の内容は、医療用アプリで発生する可能性のあるさまざまな種類のリスクと、リスクを最小限に抑えるためにできることを示しています。

表4.1 アプリの医療使用に関連するさまざまな種類のリスクと、これらが発生する可能性のあるシナリオ

リスクの種類（重症度の高い順に）	影響を受ける主なステークホルダー	このリスクが発生する可能性があるサンプル・シナリオ	このリスクを管理するために何ができるか
評判の損失	プロフェッショナル・専門家組織	アプリは、専門職やサービスに関するデリケートな性能データを表示する	良いセキュリティ
プライバシーの喪失、患者の機密性	患者	・貧弱なセキュリティ下の患者データ ・患者情報を保有する携帯電話の紛失	・暗号化 ・携帯端末での患者データの保持を避ける
低品質の患者データ	患者、専門家または組織（たとえば財務データ）	アプリは、不正なデータを患者記録に入力するか、または手渡し時に患者記録データから取り出すことを許可する	認証されたソースからの入力及び取得時のデータ検証
生活習慣や臨床判断が悪い	患者または専門家	・リスク計算アルゴリズムで使用される不正な患者データ ・誤解を招くアルゴリズム ・リスクのコミュニケーションが貧弱	・取得された正しいデータをチェックする ・適切にコード化されたチェックアルゴリズム ・実績のある健康行動の変更方法を使用する
不適切ではあるが可逆的な臨床行動	患者または専門家	貧弱な投薬アドバイス	・サンプルデータに関するアドバイス品質をテストする ・ユーザーのフィードバックのための機能を提供し、これに応答する
不適切で不可逆的な臨床的処置	患者、専門家または組織（債務の露出）	悪いアルゴリズムがインスリンポンプ、外科手術ロボット、放射線治療機を制御していること	・安全に重要なソフトウェア設計と開発方法を採用する ・設計とテストのアルゴリズムとユーザーインターフェイスを徹底的にチェックする

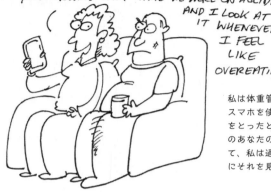

私は体重管理を支援するために私のスマホを使用しています。最近休暇をとったとき、私は運動用パンツ姿のあなたの写真を撮りました、そして、私は過食なのかなと感じるたびにそれを見ます。

例 4.1　あなたの健康管理を行うアプリ

　Keele大学の薬学部は、慢性期疾患の条件を持つ人々へのヘルスケアメッセージの配信をサポートするための「アプリフレームワーク」を開発しました。有用な健康情報と個人的なログと日記だけでなく、このアプリは、アップデート・最新情報をユーザーに中継したり、AppleやAndroidのスマートフォンアプリは視覚的に健康情報とアドバイスを示すために革新的なアバター（分身）を使います。スマートフォンやタブレットでさまざまなインタラクティブ素材を配信することができます。資料には、テキスト、画像、インタラクティブなクイズ、3Dアバターを使ったアクティビティなどがあり、アプリのユーザーがダウンロードできる長期的な状況に関連する情報を提供します。

このアプリは、AndroidまたはApple製のスマートフォン、または内蔵カメラを搭載したタブレットを使用している患者向けに拡張（仮想）現実（AR）も使用します。ARコンテンツは、薬の上に情報を重ね表示して、薬を最適に使用する方法を説明します。たとえば、アバターを介して、優れた吸入器テクニックを実演し、患者自身の喘息管理を手助けするためのよくある質問に答えるなどです。一般的なコンテンツは、ストレスの管理、目標設定、運動、健康的な食事、飲酒の管理、禁煙、経済的な懸念への対処などのトピックを網羅し、ユーザーをより健康的なライフスタイルに導くのに役立ちます。

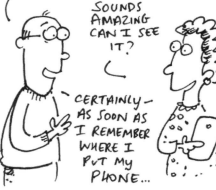

私は大変素晴らしいアプリを手に入れました、それは大変多くのリマンダー（注意喚起）を送ってくれ、認知症には助けになります。

素晴らしいようですね、見せてくださいませんか？

わかりました、私がスマホを何処に置いたか思い出したら直ぐに……。

●参考文献

1) Monitor Deloitte. *Digital Health in the UK: an industry study for the Office of Life Sciences.*
London: Deloitte; 2015. www.deloitte.co.uk/
2) Research 2 guidance. *mHealth App Developer Economics 2016: the state of the art of mHealth app publishing.* Berlin: Research 2 guidance; 2016. https://research 2 guidance.com/product/mhealth-app-developer-economics-2016/
3) https://www.gov.uk/data-protection/the-data-protection-act
4) Medicines and Healthcare Products Regulatory Agency (MHRA). *Medical Device Stand-Alone Software Including Apps.* London: MHRA; 2014. https://www.gov.uk/government/uploads/system/uploads/attachment_data/file/610189/Software_flow_chart_Ed_ 1 -03.pdf
5) Lewis T, Wyatt J. mHealth and mobile medical apps: a framework to assess risk and promote safer use. *J Med Internet Res.* 2014; **16**: e210. doi:10.2196/jmir.3133.

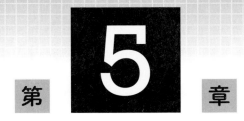

第 5 章

ソーシャルメディア

"Social media"
Marc Schmid

診療所チーム（または現場のNHSチーム）は、ソーシャルメディアに入るのと同じ程度に逃げ出してしまいます。診療所が健康問題について患者と関わり、人々をサービスに向かわせたいとき、チーム結成開始時にある程度の投資が必要になります。

　また、ソーシャルメディアを使用することに熟練したスタッフを1人以上雇うことを約束することが必要です。これが実現すれば、チャネルを迅速かつ効率的に使用する方法を学ぶのに時間がかかりません。あなたの聴衆が築かれると、本当に創造的な仕事が始まります。これは、DNAs（非出席者）に関する議論を生み出しているかもしれないし、患者の出現を最小限に抑える方法かもしれません。また、誰かが風邪を引いたとき何をすべきかや、ワクチン接種プログラムの重要性を説明するシンプルなセルフケアビデオを作成することができます。たとえばストーク・オン・トレントの小売公園*での若者の心臓検診プログラムを宣伝する際、セッションが数時間以内に完全に予約された一般診療所のFacebookのページ全体で宣伝されたときに非常に人気があることが判明しました。広告の到達範囲は6万人を超えており、500以上の患者間でのシェアがありました。

*小売業者が集まるショッピングセンター。

　ネットワークのトラブルによって通信が妨害されない通信チャネルを開発することが重要です。2017年のサイバー攻撃は、英国における全国の一般診療所を不自由にするものでした。電話回線がダウンし、ウェブサイトが作動せず、オンライン予約

が機能していませんでした。ウエストミッドランドでは、Facebookを使用していたこれらの診療所は、個人のネットワークを介して情報を共有するよう指示を出して、患者に迅速に情報を送信することができました。彼らが週末に入り、より多くのサービスがオンラインに戻ったので、診療所のスタッフは自宅から診療所のFacebookページにアクセスして患者にこれらの更新情報を投稿していました。これらの診療所は、ビジネス継続計画にソーシャルメディアの存在を組み込むことによって、将来のサイバー攻撃に対する有用な武器を開発しました。

　ソーシャルメディアを使用する診療所のもう一つの理由は、現在患者が作成してランディングページ*にポップアップしているページに対抗する、正確で役に立つ患者情報を提供することです。任命を待っている間に患者が自分のデバイスでFacebookにアクセスすることで、気に入っているかどうかに関係なく、実行用のプロフィールを作成できます。これらの非公式なページは、常に否定的であり、人とその友人の間に、なぜ彼らがそこにいるのかについての実行中の解説には言及していません。これらの非公式なページの中には、より創造的な患者によってアップロードされた写真や、公式ページのような訓練されていないものがあるかもしれません。したがって、選択肢はどのような実行にも提示されます。あなたが管理することができる最初の場所である患者が作成したFacebookページを持っていますか？

*さまざまなネット広告やリンクをクリックした際に表示されるウェブページのこと。

北スタフォードシャーCCG（各地域別結成に開業医協同組合でNHSから法的に医療業務配分を委託されている）は、患者との交流のためにソーシャルメディアを使用するそれぞれの地域の全一般診療所を支援してきました。トレーニングとサポートの資料を含むこのプログラムは、ソーシャルメディアの形式を使用して定期的に3分の2以上の成果をもたらしました。使用されているソーシャルメディアの最も一般的な形式はFacebookですが、他のチャネルとしてはTwitterとYou Tubeがあります。脳卒中予防や喘息管理などのテーマで一般診療所によるショートセルフケアビデオを制作して、そのチャネルをサポートしている人もいます。Facebookで議論されているトピックは、簡単な健康メッセージからDNAデータの公開、予約や電話システムに関する相談にまで及びます。投稿は夕方に出されることになっていて、サイトの管理は設定された時間帯に行われます。

■さあ、始めてみよう──5つの「W」を使用してソーシャルメディア戦略を作成しなさい

　それでは、どこから始めましょうか。まず、ソーシャルメディアの介入に焦点を合わせ、基本的なソーシャルメディア戦略を策定する必要があります。そのために、シンプルな5つの「W」（Why、What、Which、Where、Who）によるアプローチを見てみましょう。いったん完成すればソーシャルメディアを最大限に活用できます。

W－1　Why
なぜあなたはソーシャルメディアを使用していますか？
達成したい成果を明確にしていますか？

W－2　What
あなたの活動を測定するためにどのような評価尺度を用意していますか？　ソーシャルメディアは自由に設定することができますが管理、調整、測定にスタッフの時間がかかります。

W－3　Which
どのグループをターゲットにしていますか？

W－4　Where
あなたはどこでそれらを見つけるでしょうか？　16歳から24歳の子どもたちと交流したい場合は、視聴者の大半が25歳以上のプラットフォーム（機会）を作るということはありません。あなたが研究をしてください。

W－5　Who
誰がこれらの話し合いのパイプを設定して管理し、司会をするのですか？　少数のスタッフが必要に応じてページを管理するスキルを持っていることを確認してください。

■創造的になりなさい

　あなたの聴衆（発信する相手）が誰で、何を達成したいのかを決めたら、ソーシャルメディアを使って患者と交流するのは簡単です。ソーシャルメディアがしないであろうことは、あなたがコミュニケートしている何千人もの人々に、あなたが何らかの考えを提供しないで、あなたが内容を共有することです。これを行う最も効果的な方法は、"患者の身になって"彼らが何を読み、共有するであろうかを想像することです。

　組織がしばしば犯す誤りは、前提としてすべての内容が同じように扱われ、伝えることにより、何千人もの熱心なソーシャルメディアユーザーに同じ内容を流すことができると思うことです。しかしそれほど問題は単純ではありません。ユーザーにとって興味があるとみなされる中身のみが影響を与えるのです。

　たとえば、先月の診療所の患者参加グループ（PPG）の議事録へのリンクを掲載することはほとんど影響を与えません。しかし、何人かの診療予約が、来院しないことにより失われたのかを説明し、これがサービス上にある結果をもたらしたことが議論を呼び起こし、あなたの力が及ぶ範囲がより大きくなることが確実になるでしょう。同様に、あなたのソーシャルメディア活動をイベントや話題に合わせて構造化することが役に立ちます。

　「インフルエンザワクチンの最新情報」に重点を置くメディアが多い場合は、診療所や一般的な健康に関するヒントがより効果的になります。いくつかの最善の診療所では、問題のカレ

ンダーが作成され、事前に投稿のスケジュールが設定されています。これは、1月に人々が新年の決断をして体重を減らしているときに、健康とダイエットのヒントを得ることができるからです。

　成功への鍵は創造性です。ソーシャルメディアは組織に個性をもたらし、ある種の親しさは否定的な態度があれば和らげるのに役立ちます。あたかもソーシャルメディアを人に対処しているかのように感じると、組織に敵対する可能性は低くなります。このため、TescoやVirgin Trains（英国大手企業）などの組織は、顧客サービスの一環としてソーシャルメディアのプロフィールを開発するのに多くの時間を費やしています。

　ソーシャルメディアは、目標や目標に基づいた動機づけのメッセージや注意喚起を使って、情報をよりアクセスしやすく、そして個別化させることで行動の変化に貢献することができます。Stoke-on-TrentのTrent Vale Medical Practiceと呼ばれる一般診療所のDr. Welton博士は、脳卒中の徴候、脳卒中の副作用、生活習慣の選択肢を含む脳卒中自覚の短いビデオを録画しました。この便利なアドバイスは、診療所の公開Facebookページを介して提供され、印象的な約束結果を得ています。

■支持者をつくること

　ソーシャルメディアを保健医療に活用することに成功したかは、支持者創出により分かります。どの組織においても、ソーシャルメディアの最も強力な影響の1つは、ユーザーが代わっ

て対応するときです。これらの投稿は、組織自身が行うことができるものよりはるかに強力であり、適切な関係が形成された後にのみ発生します。そのため、会話を積み重ね、最も重要な投稿に反応するために多大な時間と労力を費やす必要があります。

　予定が少なすぎるという苦情が投稿された場合や、顧客サービスに関する否定的な投稿に適切な対応をしたと実行スタッフが賞賛された場合、患者が一般診療所を擁護する優れた例がいくつかあります。不満を抱いた患者は、診療所がソーシャルメディアを使用しているか否かにかかわらず、とにかく否定的なコメントを投稿します。ソーシャルメディアを活用することで、診療所が苦情を処理して管理し、オフラインにすることができます。このアプローチは、ブランドの忠誠心を築くことによって、所有者を支持者に変えるために多くの時間とエネルギーを費やすなどの企業によって採用されています。

　ソーシャルメディアを通して肯定的な経験を捉え、関係を育むことによって、支持者をつくり出すことができます。しかし、明らかに苦情の集中砲火がある場合は、それを引き起こす根本的な問題があるかどうかをチェックし、そして、それを修正しましょう。

■難しい投稿を扱うこと

　単に否定的なコメントを削除したり、さらに悪いことに誘惑を避け、報復のしっぺ返しを受けます。大人のアプローチをと

ってください、誰かが否定的なコメントを投稿しただけで自動的に削除しないことを理解してください。建設的な批判は悪いことではなく、苦情を認め、その原因を調べることを約束することはより多くの支持者を育成する点において強力でありえます。否定的な投稿を管理する最も簡単な方法は、メッセージを送信し、彼らに個人的に苦情を行うように苦情者に直接接触し、そうすることによって、あなたは彼らが真剣であるかどうか訊ね、同様に真剣に苦情を受け止めていることを彼らに伝えて安心させます。否定的なコメントを投稿する批判者に対しては、単に苦情に効果的に対応するだけで、彼らを支持者に変えることができます。Facebookを定期的に使用している診療所に話

Do：やりなさい	Don't：やってはいけない
自分の職務やNHSについて話している報告・説明には、あなたの雇用者の意見ではなく自分の意見であることを示す免責事項を記入しなさい。	プライバシー設定の背後にあるコメントを隠すと、日中の光が決して見えないことを意味すると思いなさい。人々が白黒(正しいか誤っているか)であなたの言葉をコンピューター等の画面で映し出すことは簡単である。
新聞等の苦情委員会が最近決めたように、この免責事項は、あなたのパブリックコメント(意見公募手続に基づき述べられた意見)が文脈から取り除かれないよう保護するものではないことを理解しなさい。	Facebook上で公開されている不適切な写真に標識札付けをする(公開されていない)場合は、「友人の友人」の共有設定に注意しなさい。
あなたの個人的意見・説明で、自分の仕事の能力・資格で地位・職をつくるとすぐに、あなたは専門職ガイドラインのラインを超えていることを理解しなさい。	機密情報や患者情報をオンラインで開示する。
患者さんやサービス利用者の視点で、あなたの地位・職を考えなさい。これは、彼らが友人と読書や共有することに興味があるのだろうか？	あなたのプライバシー設定が閉じている場合でも、あなたが仕事をしている人や職場で接触した一般の人についての侮辱的な発言をする
ソーシャルメディアを使用しているスタッフが訓練を受けてきてソーシャルメディアを快適に使用できるようにすることを確実にする。	あなたが私的に、ラインマネジャーに見せたくない、もしくはラインマネジャーや同僚に面と向かって言いたくないことを(ネットに)投函する。

すときは、彼らは、あなたのページに否定的なコメントよりも肯定的で中立的なコメントを見せると伝えるでしょう。（回答を）延期してはいけません。

■開業医・診療所のPPG*のために
　ソーシャルメディアを使用する

＊2016年4月よりNHSイングランド地域では、一般開業医・診療所はPPG（Patient Participation Group）の結成が契約で規定されました。1972年にPPGが結成されてから既にかなりの組織が活動しています。患者と開業医の関係を改善し、両者に便益があるように、ボランティアの患者グループ、診療所の事務責任者、開業医から構成され、主な目的は、患者の視点に基づいて、診療所の広告、健康促進の組織化、ボランティア・サービスにより地域のニーズを満たし、本グループを支援することです。現在75％の診療所がイングランド地域でもっているとのことです。

　PPGの役割は変化しています。コミュニティ主導のサービスに焦点を当てて、PPGは地元コミュニティの重要な一部となり、人々を地元の支援サービスに案内しています。開業医・診療所は登録された患者の3分の1しか定期的に見ることができないため、健康維持に役立つサービスに関するすべての情報を入手したい場合、ネットワークを地域社会に結び付けることが非常に重要です。

　しかし、PPGはしばしばメンバーを募集するのが難しく、患者集団を代表するものではないかもしれません。多くの診療所がFacebookを使って新しいメンバーを募集するだけでなく、よりプライベートなFacebookグループを運営し、よりアクセスしやすい方法でPPGビジネスを行うことができます。このア

プローチは、若い世代、特に顔を合わせて出席するのが難しい若い両親が会議に出席するための扉を開きました。

■診療所の懸念

「ソーシャルメディアは、私たちの組織を人々が批判するための水門を開こうとするのでしょうか？」「否定的な投稿をどのように管理するのですか？」「ソーシャルメディアのための時間はどうやって見つけられますか？」……これらのタイプの質問は、一般的に、診療所や他のNHS組織あるいは地方自治体がソーシャルメディアを受け入れ、それをサービス利用者と関わる重要なチャネルとみなすべきかどうかを議論しているときに生じます。

シニアマネージャーは、「セキュリティリスク」「評判リスク」「時間がかかりすぎる」「若者の領域である」など、ソーシャルメディアを使用すべきではない理由を多数提言するかもしれません。しかし、リスクを理解し、ソーシャルメディアを受け入れさえすれば、他のすべてのコミュニケーション手段を置き換えることはありません。ソーシャルメディアを使用してユーザーと関わることの利点を単に無視すると、どの組織にとっても有害となります。多くの医療保健や社会福祉組織は、スタッフがYouTubeにアクセスすることを禁止しています。しかし、YouTubeは、不満を持っている患者の声を聞くための強力なツールとなります。

組織がソーシャルメディアを使用することを望むかどうかを

問わず、いつでもそこに表示される可能性があります。それは、組織が実際のコントロールできない、もしくはサービス利用者と関わることのできないサイト上にある可能性があります。あなた自身の計画性の高い有用なソーシャルメディアのプロフィールを持っていれば、不満を持っている患者やサービス利用者に、彼らの経験について語る有益な媒体であるばかりでなく、NHSや地方自治体に返信の権利を与えることを可能にします。ですから、患者のフィードバックに耳を傾け、オンラインのフォーラムや言及を監視・観察し、患者の守秘義務を尊重し、不適切なコメントを削除させようと努めます。善良で無資格のアマチュアが他者に健康アドバイスを提供することを許可してはいけません。

　ランカシャーに住む患者によって作られたある私的グループでは、メンバーは、1人の薬剤がなくなったときに実際に薬剤の共有について話し合いました。Box 5.1は、人気のある「喘息Facebookグループ」の患者が尋ねた質問のスナップショットです。グループを使用している人は、非臨床的アドバイスに従わないように注意を喚起することが必要であり、免責事項を見ることが可能でなければなりません。

> **Box5.1**
>
> ➡喘息の子ども
> サポート・グループ
> 9時間
>
> 私の息子の体温をチェックしました。華氏96.5度（約摂氏39度）です。これは3歳の子どもには正常値ですか？
>
> コメントは10
>
>
> いいねマーク
>
>
> コメント

　標準以下の助言や質の良くない診療は、すでに許容限度に達している医療や介護サービス制度に増大した需要負荷を掛け、悪意のある干渉リスクを提供する可能性があり、もしくはダイエット薬や薬草治療のような無免許の健康・治療製品を売りたい人たちの使途のリスクをもたらす可能性があります。しかし、これの良い点は、患者主導のコミュニティグループが、他の人の利益のために患者自身の経験について実際の解説を提供し、強力な仲間同士のサポートネットワークを提供できることです。
　ロイヤルストーク大学病院では、多発性硬化症、心房細動または心臓リハビリテーションを受けた招待患者のために、臨床医が「閉鎖的・会員限定Facebook患者グループ」を開発しました。FacebookはBox 5.2のように新しいサービスや相談を推

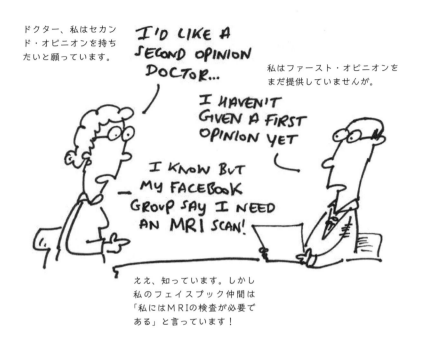

進するためにも使われています。

> **Box 5.2 サービスの再設計にソーシャルメディアを使用する**
> スタッフォードシャーでは、CCGと保健・看護のパートナーが「閉鎖的Facebookグループ」を使用して、新しい親と将来の出産サービスの形態について予約を受け診療しています。
> グループに参加するための招待状は、診療所・公開

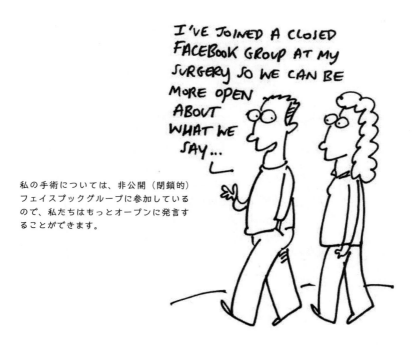

私の手術については、非公開（閉鎖的）フェイスブックグループに参加しているので、私たちはもっとオープンに発言することができます。

Facebookページで促進されていました。
わずか2週間で150人の患者がこのグループに加入し、サービスに関する医療専門家と交流を始めました。
洞察データとコメントは、システム全体の再設計に反映されました。

●参考文献

http://www.digitalhealthsot.nhs.uk/index.php/clinicians-learning-centre/resources/documents/toolkits/gp-practice-social-media-toolkit

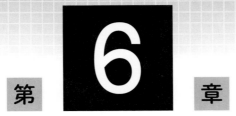

Telehealth

"Telehealth"

Dr. Ruth Chambers

■遠隔医療サービス（Telehealth：テレヘルス）とは何か？

　テレヘルス（遠隔医療）は、この医療サービスの不可欠部分要素として臨床医が直接的に関与します。バイタルサイン（生命徴候）を定期的に監視（モニタリング）するため、人の状態が危機に瀕する前に異常な活動を検出することができます。テレヘルスは、予防と予期的治療のための重要なツールです[1]。

　「e-ヘルス」という用語は、テレヘルス、電子カルテ、その他の健康ITの構成要素を含む包括的な用語としてよく使用されます。

　人的管理計画の情報強化に使用するテレヘルス・アプリの成功は、そのコミュニケーションが使用する人の理解、信念、行動を、その人の健康状態管理やライフスタイルの習慣の改善に関して、変更させる方法にかかっています。

■長期(療養)ケアのためにテレヘルスを使用すること

　ほとんどの臨床医は、最善の努力にもかかわらず、いくつかの理由によって、患者は病院訪問時に看護師または医師が提供したいすべての情報を吸収できない理由が一つ、または複数（理由）あることを認識しています。慢性閉塞性肺疾患（COPD）のような状態では、患者は酸素レベル（それを測定するためのパルスオキシメーターを有する場合）、または痰の色あるいは息切れの程度を心配しています。

テレヘルス・測定値は、切迫した危機を伝え、患者が自分の状態が悪化する前に助けを求められるようにすることができます。同様に（測定値は）中継された警報に応答する臨床医（複数可）を監視できます。患者は、血圧の上昇を引き起こすストレスや、酸素飽和レベル（SATS）を低下させる急激な活動など、自分が記録している健康の尺度を損なう傾向のトリガー（引き金）を認識することを学ぶでしょう。すなわち、これらのトリガーをつくりださないようにすることを学ぶことができます。患者はその臨床医との間で合意された二重の管理計画により、（一般診療医または看護師との間で以前に合意されたと同じように）患者が介入を開始することができます。たとえば、COPD患者では、状態が悪化したことが認められた場合、スタンバイプレドニゾロン及び、または抗生物質投与を開始することができます。

■テレヘルス（遠隔医療）機器の種類

　テレヘルス機器の種類と範囲は、患者のニーズと好みに合致し、長期的容体の悪化することのリスク、悪化を防止するための薬物の変更の可能性、及び悪化を逆に好転させ、患者をより良好な健康状態に保つ他の介入の使用可能性は正当化されるべきです。

　テレヘルスは世界中でさまざまな方法で提供されています。関連する家庭用機器には、体重計、血圧計、パルスオキシメーター[*]、グルコメーターなどがあり、患者の症状や症状に関す

る情報を尋ねたり中継したりする方法が1つ以上含まれています。より専門的な医療に必要な機器には、ECG（心電図）、尿アナライザーまたは凝固メーターがあります。英国における一般的なテレヘルスの方法は次のとおりです。

＊パルスオキシメーター：検知器を指先や耳などに付けて、侵襲を伴わずに脈拍数と経皮的動脈血酸素飽和度をリアルタイムでモニターするための医療機器。

1．SMSテクスチャ＊テキスティングサービス。Florence（Flo）のシンプルなテレヘルスのアプローチ[2-5]は、英国全体（米国とオーストラリアでさらに発展している）において、高血圧、喘息、COPD、禁煙、がん、痛みなどの臨床管理に取り上げられています。そして薬とレビューのためのリマインダー（注意喚起メール）としても用いられています。

＊メールのショートメッセージに、コンピューターグラフィックスにおいて、3次元オブジェクト表面に貼り付けられる模様。

2．患者にサインアップする臨床医は、合意された二重管理計画を遵守し、関連する機器（たとえば、パルスオキシメーター、血圧計）を患者が整備し、返却するというインフォームドコンセントと誓約を求めることになります。詳しくは、www.simple.uk.netを参照してください。

一部のテレヘルスシステムは、固定電話または携帯電話を介して専門家の設置が必要な非臨床トリアージ（応答）センターに接続されています。他の人は（ほかの場合は？）暗号化された無線を介して録音を中継することができます。機器を家に持ち帰ったり、休日に仕事をしたり、休暇を取ったりすることが

できる患者から送信された測定値が所定の範囲外である場合には、コミュニティのマトロン（看護師長）、メンタルヘルス、または地区の看護師は、トリアージセンターからのアラートに適切に対応するように契約することができます。またはケアパッケージの一部として一定の間隔で測定値を監視し、行動を起こすことができます。

　ポータブル及びパーソナルECGモニターは、心臓虚血、不整脈の早期検出のために試行されており、患者の心臓機能に関するアラームメッセージを中央スタンバイプレドニゾロン及び、または抗生物質投与を開始することができます。ウェブサーバに送り、責任ある臨床に順番に送信します。
　テレヘルスは、糖尿病セルフケアのためのModzのような特定の目的のために開発することができます。子ども用版、Box 6.1のように、子どもが血糖値を安定に保つための動機づけをサポートできるように設計されています。

> **Box 6.1　mHealth for diabetes self-care（mHealthは 糖尿病のセルフケア）**
>
> 　このタッチスクリーン血糖計から読み取られた数値は、携帯電話（たとえば、子どもの親）にテキストメッセージとして自動的に送信されます。この読み取り値はAndroid及びiOSデバイスと患者の医療チームを介してModzウェブクラウドサービスにワイヤレスで送信されます。すべての検査結果、インスリンまたは投薬の量、食事の内容、運

動量を記録し、メーターに保存することができます。糖尿病の子どものための革新的なデザインは、「Angry Birds」をテーマにしたゲームのような監視システムになっています。

www.modz.fiorwww.good 4 health.co.ukを参照してください。

■ テレヘルスの広範な展開：シンプル・テレヘルス・Floを実例として

シンプル・テレヘルス携帯電話のテキスティングサービスFloの進化はStoke-on-Trent（ストークオン・トレント）で開発され、知的財産権はNHSに所有されています。Floの進化は、高血圧の臨床管理の改善に焦点を当てたものなど、臨床応用を広範に試行して推進されてきました[2-5]。

Floは他のタイプの遠隔医療と多くの点で異なりますが、これはシンプルなことです。テキストメッセージング（スマートフォン等で文字・絵文字情報交信）を使用すると、多くの用途（注意喚起・リマインダーなど）に必要な唯一の機器は通常の携帯電話です。場合によっては、血圧計などの監視装置も患者に貸与されることがあります。

Floは患者にリマインダメッセージとアドバイスメッセージを送信します。また患者に質問して血圧に関するテキストを読ませることもあります。NHSが費用を支払うので、Floとの間

のすべてのテキストメッセージは患者が無料で使えます。患者はFloから得た支援が大好きです。自分の状態を共同管理し、不必要に臨床医に連絡する可能性が低いと自信を持っています。

　Floには、生活習慣の変化や治療法の遵守を問わず、患者自身の健康状態を改善するために患者からのコミットメントが必要となります。生命徴候の質問やバイタルサインの測定値を定期的に送る必要があります。Floは、臨床医と患者の間で合意された二重の管理計画を強化しますが、一次医療、地域医療、急性期病院及び精神科医療施設における通常の臨床ケアの代替ではありません。患者は自分の状態についてより自信があり、頻繁に臨床医に相談する必要性を感じず、以前はすぐに忘れられていたアドバイスやお互いに確認したことを学び直すことによって症状が安定します。

　Box 6.2には、長期的な条件のFloの簡単な遠隔医療アプリケーションの例が述べられています。

BOX 6.2　ノッティンガムシャーイヤ地区」拠点のFloテレヘルスのケーススタディ Sian Clark

▌高血圧

　フレーザーは自営業者であり、健康診断中に高血圧であると診断されました。彼はGPの診察予約ために仕事を離れる時間を心配していました。フレーザーと彼のGPはFloを使って投薬・服用をモニターし、処方しました。Floは、抗高血圧薬が処方される前に基準数値を測定し、その後、

フレーザーが服用を開始した後に血圧の測定値を送信するために使用されました。

　Floはまた、彼の血圧測定値を見直すためにGPとの電話相談を予約するようにフレーザーに促しました。GPはフレーザーとの電話相談に先立ち、彼のFlo臨床計器盤の計測数値を見て、投薬を検討しました。Floは、フレーザーの数値が安定し、要求の頻度が減るまで測定の依頼を続けました。GPが血圧データの利用が可能なためにフレーザーの投薬の処方は迅速でした。フレーザーは、仕事を離れる時間がなくなり、不安は軽減し、彼とGPが同意した自己管理計画に支援された血圧管理に自信を感じています。

COPD（慢性閉塞性肺疾患）：
レスキュー（救急隊）の投薬使用を増やし、入院を避ける

　Flo COPDプロトコルを使用している患者は、自分の健康状態をはるかにコントロールしていると感じており、心配することは少なく、看護師またはGPに連絡することなく救援薬物療法を受ける時期を正確に知っています。臨床医は、本プロトコルの患者が以前は悪化して病院に入院した可能性がより高かったと強調しました。Floは初期悪化を強調し、早期介入を可能にします。したがってこれらの患者を病院外に保つことができます。

●文献

1) NHS Commissioning Assembly. *Technology Enabled Care Services: resource for commissioners*. London: NHS England; 2015.
   https://www.england.nhs.uk/ourwork/qual-clin-lead/tecs/
2) Cottrell E, Chambers R, O'Connell P. Using simple telehealth in primary care to reduce blood pressure: a service evaluation. *BMJ Open*. 2012; **2**: e001391.
3) Cottrell E, McMillan K, Chambers R. A cross-sectional survey and service evaluation of simple telehealth in primary care: what do patients think? *BMJ Open*. 2012; **2**: e001392.
4) Chambers R, Cottrell E, Copeland P *et al*. Tackling Telehealth: how CCGs can com- mission successful telehealth services. *Inside Commissioning*. March 2014.
   http://www.digitalhealthsot.nhs.uk/index.php/clinicians-learning-centre/resources/documents?task=document.viewdoc&id=37
5) Cottrell E, Cox T, O'Connell P *et al*. Patient and professional user experiences of simple telehealth for hypertension, medication reminders and smoking cessation. *BMJ Open*. 2015; 5: e007270.

第7章

ウェアラブル（着用可能）技術

"Wearable technology"
Abdul Al Jabbouri

絶え間なく、終わりのない開発の世界では、健康の自己監視のためのウェアラブル（着用可能）技術の範囲と使用が急速に進んでいます。

　より良い健康のためにウェアラブル技術を購入する人がますます増えているため、多くの一般開業医は医療・介護の環境で、着用可能な「技術」について質問をされたり、もしくはより新しくなっている技術を共有したい患者に接するでしょう。ウェアラブル技術を購入する人々は、通常、健康に自覚意識があり、自分の体をより良く理解し、自分の健康状態をコントロールしたいと考えています。

　ウェアラブル技術とは、人が着用できる技術を指します。ここでは、健康を向上させる意図で購入したり使用したりする着用可能な製品に焦点を当てています。ウェアラブル技術は長い間ずっと続いてきました。たとえば、インシュリンポンプは、長年使用されてきました。過去10年間で、特に健康を意識した消費者をターゲットとするウェアラブル技術の市場は、急速に拡大しました。改善された健康成果が約束され、世界中で売上が急増しました。

　個人向けフィットネスアプリの市場は、アップル・ウオッチ（Apple Watch）やガーミン・ヴィヴォスマート（Garmin Vivosmart）などのウェアラブル技術の開発によって支えられています。しかし、フィットネスアプリは、重要性が低下すると予測されており、開発者のビジネスポテンシャルの観点からは、5年後にはトップのアプリ種類・区分に入らないようになっています[1]。近い将来、市場潜在力が最も高いアプリ種類は、

遠隔体調監視アプリ（53%）と相談アプリ（38%）です。

　一般的な製品の1つが「Fitbit」です。心拍数、睡眠パターン、GPS追跡内蔵のカロリーを監視できる、薄型でウェアラブルな防水性のある腕時計のようなブレスレットです。この品目は、通常、活動的になりたい人（またはこれを熱望する人）が購入します。Fitbitの助けを借りて、彼らは生体特性の測定と現在の実行目標を設定するために、過去の傾向を見ることができます。このデータは行動変化を動機づけるか、維持することができます。しかし、送られて来た情報を医学知識で解釈する必要がある場合は要注意です。Box7.1を参照してください。

Box 7.1
　シイラはより活動的になることを計画していたので、心房細動のために長期間ベータブロッカー（β受容体遮断薬）を服用していた彼女は、Fitbitを買いました。彼女は自分の心拍数が1分あたり60拍であることを知り、アスリートの安静時心拍数がより低いことを知っていたので、より健康になりたいと思ってベータ遮断薬の増量を試みました。臨床的に彼女の心拍数を下げることによって、彼女は自分がより健康になると思いました。彼女は定期処方でベータ遮断薬の増量を求めるために一般診療所に行きました。彼女の心拍数は1分あたりわずか40拍でした。健康な運動選手が安静時心拍数が低い傾向にある理由をシーラは明らかに誤解しています。彼女の不適切な行動は、Fitbit測定値を専門家の説明なしに受け取った結果として、心臓発作

がもしあったなら、彼女は深刻な結果にあったでしょう。

　スマートウォッチには追加機能をもたせる傾向にあります。Apple WatchやSamsung Gearなどの一般的なスマートウォッチが広く使用されています。健康とフィットネスの用途だけでなく、カレンダー、メッセージ、Eメール通知などの機能も含まれています。ほとんどのユーザーは、スマートフォンを完全に機能させるためにペアリングする必要があります。収集されたデータは通常、所有者が自分のデータを追跡するのに役立つワークアウトアプリに送られます。
　サムスンのような過去の電話製造業者は彼らのモバイル機器に心拍数モニターを含めました。スマートウォッチやFitbitsの心拍数モニターのように、それらはしばしば心拍数の規則性を示すものではありません。彼らの心拍数の不規則性が認められないとき、これは誤って安心感のあるイメージを与えるかもしれません。
　面白いことにウェアラブル技術は、以前のSF（サイエンスフィクション）を現実にしました。Googleは、涙液グルコースを評価し、このデータを人間の髪の毛よりも細いアンテナで送信することにより、血糖値をリアルタイムで測定するスマートコンタクトレンズを開発しています。この情報は、スマートフォンまたは外部機器に表示できます。将来的には、これはNHSデータベースに直接リンクされる可能性があるので、医療専門家はそれを見ることができます。Googleは、血糖値が異常であるときに色を変えることができる小さなLEDライトで着用者

に知らせることさえ検討しています。痛みを伴う指の刺し傷を廃止することの付加的な利点により、それがうまくいけばより良いコンプライアンスで彼らの糖尿病を管理するために使用することが患者にとってはるかに便利な方法になるでしょう。

> **Box 7.2　着用可能な診断装置はCOPD（慢性閉塞性肺疾患）管理を改善し、病状悪化を防ぐことができる**
>
> 　このウェアラブル診断装置は慢性的な病気の患者のため、個人的な使用と専門的な使用との間（溝）の橋渡しをしています。このアプリは、デジタルバイオセンサーを使用して、COPDに罹患した人々の生体データを記録し、そのデータを患者が使用しているHealthSuiteデジタルプラットフォーム（ソフトのOS）に中継することができます。これにより、既存のセンサーであるヘルスパッチ（HealthPatch）が接続され、患者と医師の両方が24時間体制のリアルタイムの健康データにアクセスすることができます。身体的活動及び非活動、呼吸機能、心臓リズム及び心拍変動はすべて監視されます。その後、Philips eCareCompanionとeCareCoordinatorの２つのアプリからデータを取得することができ、医師が遠隔から患者を監視することができます。HealthSuiteデジタルプラットフォーム（ソフトのOS）により、患者や医師は、使いやすいアプリでより多くの、より良いデータにアクセスすることができます。
>
> 　www.usa.philips.com/healthcare-innovation/about-

> health-suiteを参照してください。

　将来、複数のデバイスがWeb上で相互に接続されると人々の医療・介護は支援されるはずです。インターネットを介した複数のデバイスの通信は、「モノのインターネット＝IoT」と呼ばれています。たとえば、インシュリンポンプは、Googleのスマートコンタクトレンズに無線で接続し、患者の入力なしで適切なレベルのインシュリンを放出することができます。患者は、インシュリンポンプがなくなるたびに交換するだけでよいのです。

　その後、脆弱な人々の自立を支援するための支援技術を導入します。医師は、ウェアラブル技術の範囲、その使用方法、そのリスクとメリットを認識しておく必要があります。しかし、私たちはキットのすべての操作のやり方を学ぶことはできないし、指示マニュアルと違い、伝達された情報に基づき行動するやり方を患者に助言することはできません。一部のハイテク機器はデータを歪め、互いに異なる測定値を取り込むことがあり、必ずしも信頼できるとは限りません。他の予期せぬ結果は、このような自己監視装置が、体重があまりにも減ったり、心拍数が過度に低下したりするなど、健康ではない競争的衝動がBox 7.1の例のように誘発される場合です。

　伝統的に秤は常に我々に対象物の重量を示してきました。今では、BMI、心拍数、体脂肪率を示すものがあります。彼らは大な許容誤差を持つかもしれませんが、個人が自分の運動計画の進捗を記録したい場合に役立ちます。彼らは£100（約1万

5〜6千円）前後で始まる価格で比較的手頃な価格である傾向があり、人々が自分の体重を支配し始める良いインセンティブになることがあります。

　ウェアラブル技術の使用は、医療専門家にとって大きな助けになる可能性があります。コンピューターが、医療保健を多面的に革命を起こしてきたのと同じように、ウェアラブル技術は、我々が相互に作用し、患者を監視するやり方に革命を起こすでしょう。

　この分野における急速な進歩を見るためには、生きていることが大切です。しかし、我々はあらゆる技術の限界を認識し、それに過度に依存してはなりません。このウェブサイトには関連するウェアラブル例がいくつかあります。

　https://www.wearable-technologies.com/2015/04/wearables-in-healthcare/

● 参考文献

1) Research 2 guidance. mHealth App Developer Economics 2016：the state of the art of mHealth app publishing. Berlin：Research 2 guidance；2016. https://research 2 guidance.com/product/mhealth-app-developer-economics-2016/

第8章

支援技術
(AT:Assistive technology)

"Assistive technology (AT)"
Jim Ellam, Richard Haynes and Jayne Birch-Jones

Acknowledgements on Chapter 8
The authors want to thank others who were chapter authors in the published book upon which this book is based (Digital Healthcare : the essential guide. Otmoor Publishing, 2016). Some material from their chapters has been included here : Jim Ellam, Richard Haynes and Jayne Birch-Jones

謝辞 第8章に関する注記
本書の英文著者は、第8章の執筆者である方々に感謝したいと思います（引用文献：Digital Healthcare：基本ガイド、Otmoor Publishing、2016）。彼らの章からのいくつかの資料がここに含まれています：Jim Ellam, Richard Haynes and Jayne Birch-Jones

支援技術（AT）には、（商業的に取得されたものであれ、既成品であれ、修正されたものであれ、特別注文されたものであれ）認知的、身体的またはコミュニケーション面で障害を持つ個人の機能的能力を向上させ、維持し、または改善するために使用されるモノを含みます[1]。

　このウェアラブル診断装置はテレケア（遠隔看護・介護）またはATは、認知的、身体的またはコミュニケーション上困難を伴う人々の健康と自立を維持または改善します。これには、瓶のふたを開ける器、入浴椅子または階段昇降機、家庭環境をより安全にする電子センサー（感知器）や補助装置、社会や医療チーム[2-4]に警報を中継することができるトリアージ*システムにリンクする可能性のある補助装置が含まれます。

*患者の重症度に基づいて治療の優先度を決定して選別を行うこと。

　電話ネットワークケアの監視が、電話（携帯電話または固定電話）による遠隔通信による個人の安全、セキュリティ及び家庭の環境リスクに関連する場合、ATは「テレケア（遠隔看護・介護）」と呼ばれることがあります。非臨床トリアージセンターは、リアルタイムでユーザーの反応を監視し、事前に取り決められた（装置の）限界値が突破された場合、直接助けを発動することができます。他のシステムでは、監視は自動化され断続的に行われるかもしれません。テレケアには、人々がより安全で独立して生活できるように、家庭環境をより安全にするための電子センサーと補助装置の使用も含まれています。たとえば、誰かが緊急コードを首に装着し救助する必要があるときに引っ張ると、自宅のカメラが起動してその人の位置を特定

し、状況をビデオに撮って介護者や家族に送信して、何が起こっているかを、その状況をビデオで知らせることができます。

> **Box 8.1　（対象）人の安全を保つ為の活動監視・モニタリング**
>
> 　リンダは一人で暮らしていました。彼女の隣人は、夜遅く彼女が家を出て、娘を探していることを聞いたと報告しました。その娘は地元に住み、仕事の前に毎朝母親を訪ねていました。娘は到着時にナイトウェアでラウンジに座っている母親を見つけたことがよくあったとのこと。
>
> 　リンダの同意を得て、活動監視システムが導入・設置されました。このシステムはリンダがいつも規則的に寝ることを示していましたが、時々寝ることができない時、浴室を使い、その後、家を出て30分後に帰り、朝が来るまでラウンジに座ることがありました。
>
> 　彼女には既に地域警報が出されていたため、ベッド出口センサーと照明システムが設置されました。更に、玄関付近のホールには、ドアの出入りの警報装置と単独設置のメモ帳が備え付けられました。ベッドの出口と照明システムは、彼女がベッドとの間で行き来を導く効果を示しており、時々リンダが玄関ドアに近づくこともありました。
>
> 　娘は簡潔な音声メッセージを録音し、「お母さん、ベッドに戻ってください。私は午前中にあなたに会います」とドアに近づくとこのシステムは再生され、リンダに寝ることを示しました。
>
> 　彼女が10分以上ベッドから離れた状態、または家を出

> る状態の場合、コールセンターに警報が出され、親機を介して音声プロンプト（画面上に入力可能・必要を表示する記号）で応答します。

■できるだけ多くのステークホルダー（利害関係者）の利益を最大化する

ATの完全な実装・実行の利点は頭字語で表されます。表8.1のH-E-L-P-S M-Eです。

■理解の欠如

ATの理解欠如の理由は以下を含みます[6]。
1. どのような遠隔医療・介護と遠隔医療機器が利用可能であるかと、それがどのように使用されるかについての認識の欠如。
2. 潜在的なサービス利用者及びその家族とATを話すことの困難さ。
3. 初期評価の一部として、及び継続的な再評価または見直しとして、プロセスへの統合の欠如。

遠隔看護・介護の理解は非常に低いままです。伝統的なテレケア＝遠隔看護・介護（地域社会への警報を備えたペンダントまたはコード〈引っ張る〉プルシステムの最も基本的なレベル）

表8.1 H-E-L-P-S M-E[5]

健康と福祉 Health	・予防的精神衛生管理の改善—深刻化する前に早期介入 ・より良い医薬品摂取の最適化 ・転倒の減少で改善された結果・アウトカム ・社会的包括・包摂（阻害の反対）増加と孤立の減少 ・精神的または学習障害、認知機能の人達へ支援 　例：記憶力問題、予算立てること ・人々が価値あると思う分野での機会にアクセスできるようにし、より独立させること
有効性（サービス品質、プロセス改善、人事） Effectiveness	・サービス利用者、家族、看護・介護者、ケア管理者による（削減ではなく）追加要素と見なされるものを通して、サービスに対する認識の向上 ・国家職業資格（NVQ）から大学院レベルの研究、仕事上の刺激と挑戦、そして人々の成果を改善させる機会までの専門家のための経歴・職歴開発の道筋 ・看護・介護者がより長く看護・介護をすることができるように看護・介護者のサポートを向上させる
法律（政策、規制） Legal	・ケア法¹の幸福感、予防、評価の構成要素の遵守の改善 ・サポートに関する規制情報に概要記載されている特定の要件を満たす
喜び（楽しさ、雇用、教育、訓練を増やす） Pleasure	・技術の使用は楽しいことである ・ATは、働く、教育・訓練始める機会を増やすことができます。より独立性の増大よって、または日常生活の機能的および手段的な活動の両方で治療・療養結を支えることによって
セーフガード（防犯、健康、安全） Safeguarding	・人達の身の安全・無事を改善する。たとえばGPS計器を使用した安全な歩行、薬の服薬遵守の改善、より安全な運動と移動 ・脆弱な人々が寝ると食べることを確実にするために、人々の日常生活のパターン（の視界）をよく見えるようにする。規則的行動が安全かつ正常なパターンの外にはみ出た場合の解決策を提供する
経営（柔軟性、意思決定、経営プロセス、戦略上の適合性） Management	・増大するニーズへの柔軟な対応（デジタル）技術の提供で資源や他の対面サポート（を行う職員を雇用し、定着させる事が難しいであろう）依存を減らします。 ・AT（支援技術）のライフスタイル監視システムはより安全で、より正確で、通常はより費用効果の高い成果の評価に役立てます
経済的（効率、収入） Economic	・ATの使用による効率性の向上 ・不要な在宅ケア費用の防止、遅延、削減、サポートされている居住および在宅ケアの配置の強化など、サービス提供者としての競争力の強化。この提供者がATの利用拡大に基づいてその市場を提供する ・商業的サービス提供を通じた収入獲得

は、65歳以上の人口の３％未満しか占めていません。全国の地域社会に備えられている機器は一般に、便益を得ることができる人口の40％しかサポートしていません[7]。この機器の一部も使用していない人は、介護する人の生活がより困難であり、サービス利用者は質の向上の機会を逃しています。

　サービス利用者と介護する人の両方が、回避でき得たかもしれない傷害の危険性、自立及び幸福がさらに低下する危険性にさらされています。

　であるから私たちは、個人の身体的及び認知能力と個人的または社会的状況を考慮に入れた、個人のためのテクノロジーを可能にした個人別専用の看護・介護の解決策（ケアソリューション）が必要です。人の看護・介護は、技術のセットによって

私の専門医、一般開業医、看護師、と介護士の人たちすべてが、私がより良くケア管理する事を手助けする為に（デジタル）技術を使っています。しかし、思うのですが、彼等はお互いに話し合っているのでしょうか？

（携帯の音）
・・・！
・・・！
・・・！

支配されるのではなく、技術、医療・介護サービス提供チームによって支援されるべきです。

■（Assisted Living Technology：ALT）支援型生活技術の恩恵を受けることができる人は誰ですか？

バンーズリー支援型生活技術サービス（Barnsley Assisted Living Technology Service）は、《ジェーンバーチ・ジョーンズ（Jayne Birch-Jones）が率いるが》、地元住民に誰がALTのサポートの恩恵を受けることが期待できるかを大変よく記述しています。

●最近病院から退院した患者
　再入院の必要性を避けるために、既存のサービスと統合する（リエイブルメント[*1]と中間ケア[*2]）。

[*1]：リエイブルメントは退院後の回復を短期的に自宅で受けるケア（理学療法・作業療法・介護等含む）は地方自治体が運営・管理し、地域でのバラツキがあるといわれている。

[*2]：中間ケアにリエイブルメントが含まれ、他に危機管理、自宅でのケア、病床でのケアの4つのタイプからなる。

●一人暮らしの高齢者
　自宅でのリスク管理、事故と防犯に関する自信の増大

●認知症のある人
　リスクのある状況を検出するリマインダー（督促・念押し）と感知器。

● 学習障害のある人
　電子（デジタル通信）援助と緊急事態探知よる独立性を最大化する機会。

● 身体障害者
　事故発生時の緊急サービスへのアクセスを容易にするため、リスク管理を備えた遠隔コントロール装置。

● 虚弱性が悪化・増大した人
　サポートの安全網・安全策とその進行状態の長期監視・観察。

● 慢性疾患または長期療養状態の患者
　病院サービスの予定外使用を避けるために、24時間サポートサービスに簡単にアクセスできる、自立ケアと専門的な患者プログラムをサポート。

● 精神衛生に問題がある人
　危機発生時の迅速なサポートと投薬療法順守を支援。

● 感覚障害者
　感覚を軽減するための感知器、改善されたユーザーインターフェース*によるリスク管理。
＊機器やソフトウェア、システムなどとその利用者の間で情報をやり取りする仕組み。

● 保護された住宅制度（シェルターハウス）の借家入居者

既存のコミュニティアラームを拡張して、一連の自動環境センサーを含める。

● 臨時ケア住宅借家人
　24時間介護サービスを必要とせずにリスクを管理することにより、独立性をサポート。

● ホステル（簡易宿泊所）の住人で薬物既往歴あり
　リハビリテーションプログラムを支援するための生活様式の監視、社会の敵対的な部分からの保護。

● 複雑なサポートが必要な人
　活動監視・観察による生活様式と問題の評価。

● 上記のグループのいずれかの非公式の（インフォーマルな）介護者*
　休憩時間を提供するための継続的な緊急監視。
＊家族が介護から解放される時間をつくり、心身疲労や共倒れなどを防止することが目的。

● 家庭内暴力の危険がある人々
　緊急サービスへの静かで迅速なアクセス。

● 偽の発信者による虐待の危険がある人
　サポートと緊急サービスへの継続的なアクセスを提供することで、信頼を高める。

●参考文献

1) Marshall M. ASTRID：a guide to using technology within dementia care. London：Hawker Publications；2000.
2) remapleics.org.uk
3) Wild D, Nayak USL, Issacs B. How dangerous are falls in old people at home? Br Med J（Clin Res Ed）. 1981；**282**（6260）：266-8.
4) Holliday N. Fall detectors – what do users want? Coventry：Health Design Technology Institute. 2012. http://goo.gl/LNbzOr
5) Haynes R. Why assistive technology should be a key part of health and social care services. Chambers R, Schmid M, Birch-Jones J. Digital Healthcare：the essential guide. Otmoor, 2016.
6) Sanders C, Rogers A, Bowen R et al. Exploring barriers to participation and adoption of telehealth and telecare within the Whole System Demonstrator trial：a qualitative study. BMC Health Serv Res. 2012；**12**（1）：220.
7) https://www.barnsley.gov.uk/services/adult-health-and-social-care/help-to-live-at-home/independent-living-at-home-videos/ （shows linked videos）

●Other resources to view

1. Uninvited Guests: www.superflux.in/work/uninvited-guests
2. GPS shoes：www.youtube.com/watch?v=Feutw61nhPA
3. Alive Inside：www.aliveinside.us/
4. Hft Virtual Smart House：www.hftsmarthouse.org.uk/
5. AT Dementia site：www.atdementia.org.uk/
6. Web-based assessment for falls：
   https://cele.coventry.ac.uk/fallcheck/?page=about
7. www.dlf.org.uk/factsheets/telecare
8. http://asksara.dlf.org.uk/ run by the Disabled Living Foundation
9. www.livingmadeeasy.org.uk/
10. www.hft.org.uk/Supporting-people/Our-services/Personalised-Technology/

第2部

医療・介護サービスの新潮流

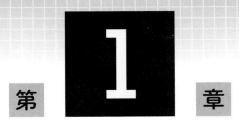

第 1 章

TECS
（Technology Enabled Care Services：
デジタル技術が可能にした医療・
介護サービス）

森下 正之

Copyright© 2007-2016 Medical Standard Information Center.
All Rights Reserved.
［特定非営利活動法人］標準医療情報センター

▍覚醒した状態での脳外科手術

　2017年10月28日の臨時理事会・会食の席における世界的に著名な脳外科麻酔科専門医のアントン・コート教授＊（ノースウエスタン大学フェインヴァーグ医学校麻酔科教授、脳神経麻酔科医）との出会いは予想を超える衝撃的な出来事でした。我々の"NPO標準医療情報センター"創立10周年の記念行事企画の理事会・食事会でこの著名な脳神経麻酔科医の通訳を行ったことに関連しています。麻酔科指導医でもある下地理事長が招待した個人的に大変懇意な米国有数の麻酔科専門医の講演について、講演の冒頭から、まるでフランケンシュタインのような医学の進歩に衝撃を受けました。通訳もしどろもどろ、わからない単語はありませんでしたが、頭蓋骨を外し（開頭）、脳の腫瘍を切除する際に、患者を覚醒させてしかも興奮させない状態で、患者に話しかけ、脳外科手術を行うことが米国では既に定着しつつあると、想像を超える世界についての内容でした。

＊アントン・コート医師：1972年シリア、ダマスカス国立大学医学部卒のアサド氏（現シリア大統領）と同級生であったとのこと。1977年ノースウエスタン大学附属記念病院のレジデント、1978年同大学附属病院の特別研究員に就き、その後同大学医学部教授として現在に至る。我がNPO理事長、下地恒毅理事長は京都大学医学部大学院卒、新潟大学医学部名誉教授、日本麻酔科学会長をも務め、コート教授とは親交が深く、コート教授は下地理事長を恩師（mentor）と付言されている。

　講演の要点をまとめると、「脳外科手術は覚醒した（awake）状態で頭蓋骨の一部分を取り外し、頭部周辺の神経をブロックして痛みをとり、脳腫瘍やその他脳の疾病の外科手術を行います。通常は5時間、最長9時間は覚醒させた状態で患者と会話

をしながら、脳神経麻酔科医が電子機器（バイタルサイン＝血圧、心拍、脳波、脈拍など）でモニタリングし、麻酔科専門医の指導のもとに外科医が脳の手術をするとのことです。この1年間で100症例手術、3年前から計300件数とのことでした。

下地理事長の説明

画像診断技術、頭蓋骨固定装置などの発達が覚醒下脳外科手術を実現

　昔はawake brain surgeryが主流でした。その理由は全身麻酔では脳の一部を取り去ることによって神経学的欠損症状が十分に分からないという理由がありました。これはかなり患者さんにとっては苦痛でした。

　しかし、画像診断の発達によって正確な人の脳の立体的構造（脳地図）が次第に明らかになったこと、頭蓋骨固定装置（stereotaxic apparatus）の技術的な進歩、麻酔方法の進歩（たとえば、立位、仰臥位などどのような体位でも気道確保が可能になったこと、覚醒中にも十分な鎮静と鎮痛が得られる薬剤の開発、術中の神経学的モニタリングの進歩など）によって患者さんに負担の少ない全身麻酔法に変わってきました。一方、脳地図の個体差、薬物の発達によってawakeの状態でも十分な鎮静が可能になったことなどの理由によって、awake brain surgeryが再び見直されつつあります。特に機能脳神経外科ではそうです。

　筆者が10年来通うペインクリニックの麻酔科医は「過去の経験では全身麻酔で脳外科手術を行うと、麻酔が覚めるまで脳外

科医は冷や冷やしていたことを思い出します」、さらに「ロボットによる手術が拡大しているようで、目覚ましい進化・発展があります」と述べています。

●参考資料

以下はジョン・ホプキンズ病院のホームページの関係情報の抄訳です。

> "Awake Brain Surgery (Intraoperative Brain Mapping)：
> 覚醒下脳外科手術（術中脳マッピング）"
>
> ■What is intraoperative brain mapping ("awake brain surgery")?
> 術中脳マッピング（「覚醒下脳外科手術」）とは何ですか？
>
> 　Johns Hopkins Comprehensive Brain Tumor Center（ジョン・ホプキンズ総合脳腫瘍センター）の脳神経外科医は、患者が覚醒状態でいても、鎮静状態にある間に、多くの脳腫瘍手術を行います。この手順は、術中脳マッピング、または覚醒下脳外科手術と呼ばれています。これにより、脳神経外科医が手術不能であった腫瘍を取り除くことが可能になりました。なぜなら、
> ● 視覚、言語、身体の動きを制御する脳の領域に近すぎる
> ● 手術は、機能の著しい喪失をもたらす

などの理由があったからです。

脳神経外科医は、覚醒下脳外科手術により、脳全体に広がっている明確な境界線を持たない神経膠腫などのような腫瘍を縮小することができます。

■How awake brain surgery works:
覚醒下脳外科手術はどのように進められるのか：

この手術は、患者の頭皮が麻痺した後、通常患者が鎮静した後に行われます。
脳神経外科医は脳神経麻酔科医と非常に緊密に連携し、対象となる患者に覚醒脳外科手術が適切かどうかを一緒に決定します。
- 脳の重要な部分を損傷することなく腫瘍を除去する際の覚醒下脳外科手術の重要性。
- 患者の一般的な健康状態（たとえば、覚醒下脳外科手術は、睡眠時無呼吸症候群の患者及び肥満者では行われない）。
- 手術中、患者は落ち着いていて、脳神経外科医に反応できるかどうか（覚醒下脳外科手術を勧め、患者が同意すると、脳神経麻酔科医はその手順を詳細に説明し、患者の質問に答える）。

脳神経外科医及び脳神経麻酔科医は、各患者に最も適切な麻酔法を決定するために協力します。

- 手術中ずっと目を覚ます：患者は、神経または頭皮ブロック（痛みをブロックするための投薬）と局所麻酔（身体の小さな部分を麻酔させる薬）を頭皮に施す。
- 手術の始めと終わりに鎮静され、手術の最中で目を覚ます：患者は、手術の開始時に鎮静のために頭皮ブロックと少量の鎮静薬の投与を受ける。脳神経麻酔科医は、脳神経外科医が脳腫瘍を除去する体制が整うと患者を覚醒させ、その後再び鎮静させるための鎮静薬を投与する。
- 手術中に目を覚ます：患者は、神経または頭皮ブロック（痛みをブロックするための投薬）と局所麻酔（身体の小さな部分を麻痺させる薬）を頭皮に施す。

手術中、脳神経麻酔科医は、患者が痛みを感じることなく穏やかな状態を維持するために、バイタルサイン（心拍数、呼吸、血圧）をモニターし、脳神経外科医は、小さな電極で腫瘍周囲の領域を刺激します。また、脳の機能領域を正確に特定するために、話したり、数えたり、写真を見たりするような作業を行うように患者に求めます。

脳神経外科医は、手順の前と途中で撮影した脳のコンピューター画像と患者の反応をもとに脳の機能領域のマップを作成し、脳機能障害を避けながらできるだけ多くの腫瘍を除去します。

第2章

遠隔医療・保健サービスの進展に向け看護師のITリテラシー向上支援策が加速

森下 正之・吉長 成恭

『最新医療経営 PHASE 3』2018年5月号（日本医療企画）
より転載

はじめに

最近、英国の保健医療制度の研究を通じて、20年来の親交があるルース・チャンバース英王立大学医学部名誉教授から、TECSの進化・発展形として、デジタル・ナースの目覚ましい先進的取り組みが始まっているという話を聞きました。TECSとは「Technology Enabled Care Services」の頭文字をとったもので、ITを駆使して遠隔でも質の高い保健医療、ケア、診療・治療などを提供するサービスを指す言葉です。その重要な担い手である看護師がシステムを使いこなせるよう、さまざまな支援策を講じているというのです。

STH FLO（Simple Telehealth FLO）[*1]はその代表例です。このプログラムの中心的担い手は看護師ですが、看護師なら誰でも従事できるというわけではなく、システムのプログラム・ソフトを使いこなすための訓練を受けることが必須要件となっています。

医療の地域連携、医療と介護の地域連携もITシステム活用が進んでいますが、ここでも、看護師が中心的役割を果たしています。患者がITシステムを使い自分の健康状態を自己管理で容易に行うためにも、看護師のほうもITの進歩に追いついておくことが求められているのです。

たとえば、慢性閉塞性肺疾患の患者は、自己管理が原則になっています。血圧、体重、脈拍の数値を測定し、カラーチャートで痰の色、尿の色を照合し、その数値を安価な簡易アプリ搭載のスマートフォンで毎日、定時にGPSのサイトに報告します。その結果はデジタル・アルゴリズムが自動応答し、必要に応じ

て看護師が中心となり介入し、一定数値の場合、診療の予約時間を通知する仕組みとなっています。緊急を要する場合は、救急車を差し向けるなど迅速な応答を行うようになっています。

ただ、すべての看護師がこぞってこのIT化に追いついているわけではなく、ある共同研究では、看護師の感情労働調査でその実態が浮かび上がっています。米国の調査では、特に医療分野のデジタル技術進行で看護師に及ぼすストレスが顕著に見られるとの報告もあります。

＊1：GPS（複合診療所）の多くがデジタル技術を活用し、開業医（GP）と看護師がチームを組み、すでに入手可能な機器とスマホを活用し、低廉なコストで重症化予防プログラムとして取り組んでいる。GPSは、複数のGPが事業主として看護師、療法士、事務職、経営管理者を雇用し結成し、イングランド全域に確立している。

1　状況分析

英国における医療分野へのIT活用を、簡単に振り返ってみます。1997年5月以来、10年にわたるブレア労働党政権で、NHS（国民保健医療制度）の抜本的改革が行われ、その一環として2005年、それまで各地でそれぞれ運営されていた情報機能の一元化がスタートしました。

2012年には、HSCI（Health & Social Care Information Centre：医療保健・公的介護情報センター）が創設され、2016年にNHSデジタルとして、主に患者診療情報を安全に一元化し管理・提供する組織として改組されました。サービスの一例を挙げると、EPS（Electronic Prescription Service：電子薬剤処方サービス）があります。開業医や病院から、紙の処方せん

ではなくデジタル情報として薬局に送付される仕組みになっています。今や、NHSデジタルは英国民医療保健制度を支える基本インフラとして浸透しているといってよいでしょう。

　この一連のデジタル化推進者は、2012年に就任し、現在も英国の厚生大臣を務めているジェレミー・ハント氏です。2013年にNHSは"Go paperless by 2018"（紙による情報をNHSE〈NHSイングランド〉でなくし、デジタル化を断行する）と発表しました（ただし、その後、2020年まで期限を延長）。看護師向け支援が本格化したのも、ハント大臣のもとでのことです。2012年10月、キャメロン首相が「Nursing Technology Fund・NTF[*2]：看護・介護技術（開発）基金」を発表しました。

　その第一弾として1億ポンド（約150億円）が用意されました。2013年度分（2014年3月末締）に第一弾前期の30％、3,000万ポンド（約45億円）分に対して226の申請が130団体組織からあり、74NHSトラスト85団体に、プロジェクトの助成金が認められました。第一弾後期の2014年度分は276プロジェクト申請に対して、62団体組織（うち、非営利組織や社会的企業計7団体がNHSトラスト以外から）が認められました。2015年度、第2弾として3,500万ポンド（約52.5億円）の予算が発表されましたが、そのプロジェクト概要は以下のとおりです。

- 患者観察管理システム
- 地域社会共通の看護・介護サービス記録に携帯端末でアクセスできるシステム
- 診療・看護で診療データの入手システム

- 看護・介護員が使用のスマート携帯電話機器
- 遠隔対面双方向応答システム
- 看護・介護サービスのデジタル画像システム

　厚生大臣とNHSEの医師統括責任者は、2013年5月に別個の統合デジタル化医療・介護技術基金を創設、"より安全な病院、病棟の整備用途の科学技術基金"を発表しました。NHSトラスト病院のデジタル医療・看護サービス統合記録システム（紙なし）で診療データ管理から統合医療サービス記録への移行促進の資金援助、213プロジェクト、合計1億9,500万ポンドが認められました。

　2017年8月、NHSEの看護師統括責任者は、NHSデジタル「e-nursing（電子化看護サービス）」への支持を表明しました。また、王立大学看護学部も「every nurse an e-nurse（看護師全員が電子化看護師）」の標語で賛成の支持を表明しました。

　ストークオントレント地区では、2018年度予算でデジタル・ナースの教育・訓練費用15万ポンドが認められ、さらに、デジタル・ナースやe-ナースを抱合する概念「Digital Literacy＝デジタル化（読み書き）識字能力」の向上を、王立大学看護学部が今後強力に推進する宣言を出しています（右図参照）。

＊2：NHSの全保健・医療サービス提供者（病院・開業医等医療機関）対象に、デジタル化技術のより安全な、効率的、効果的な看護・介護サービスの提供の助成金申請を審査し、適格案に資金を提供している。

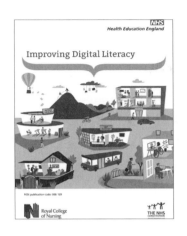

▎2　問題分析

　先述したように、すべての看護師が「デジタル・ナース」の潮流に乗れたわけではありません。看護師たちのデジタル技術の習得・習熟度が、年齢層間でバラツキがあるとの調査も報告されています。余談ですが、米国でも同様の課題があるようで、中間管理職層の看護師と若い看護師の間で「digitaldivide（コンピューターやIT機器を使いこなせる人間と使いこなせない人間との格差の大きさ・断層がある）」の古い表現使用が復活しているといわれています。以下に、その実例を挙げておきましょう。

イ．米国の医療・保健分野でEHR（健康・医療記録データの電子化）速度が急速に進み、管理職・看護師の場合、管理者層は経営管理等専門職の職責負荷が大きく、デジタル再教育への時間・労力が乏しく、習熟のインセンティブが働

き難いと推察されます。最低限のデジタル化業務は自分たちの娘に依頼できる人たちも管理者層看護師には多く、診療所での従来通りの看護師業務に専念できることから、容易に早期退職や転職が可能で、退職者数も多い。

ロ．米エロゴトロン社という世界的に有名なEHR（電子健康・保健記録機器）メーカーが独立した調査会社に依頼し2014年３月に実施した調査は、全米250人のフルタイム正看護師（年齢は45〜64歳）を対象に、患者と看護師の健康を改善させるためのデジタル化の変革が上記250人にどのような影響を与えるか調査を行いました。調査結果の要点は次のとおりです。

①全体の60％の正看護師は看護業務の電子化が自己の健康に悪影響を与えている。

②そのうち76％は身体的不調、12％は業務でケガを、この１年間で受けている。

③この76％の身体的不調を訴えた看護師のうち65％は、不快感は患者への質の高い看護サービスの提供に悪影響を与えていると指摘。内訳は（イ）非友好的接遇が22％、（ロ）自分の活動的行動や動作を修正した29％、（ハ）他のスタッフからの助力を求めた14％——。

④新しいデジタル技術が求める能力と医療保健分野の人手不足から、全体の88％のベテラン看護師は業務範囲の拡大・拡張に大変憂慮している。

それでも「デジタル・ナース」のうねりは止まらない。NHSEは必達目標として「5年の前方視界見解（5year forward

view)」を発表し、デジタル化関連として次の項目を挙げた。
▷2018年までに一次医療サービス（一般開業医組織）、二次医療サービス（救命救急組織含む病院）でペーパレスを達成する、ただし、デジタル化は診療録のみに限定可能
▷2015年に採択、2020年までに一次・二次医療における相互互換性要件を満たした全国統一基準を採用すること
▷2020年期限でデジタル診療・看護サービス記録（薬剤処方データ・療法士によるサービスを含む）をリアルタイムで相互互換性を実現すること

なお、電子医療・保健記録データは各サービス提供者間で迅速、安全、かつ標準化した方法で共有し、各患者に対して、適切・安全で、迅速に医療・看護サービスを提供できることが大幅に遅れる可能性が残ります。

3　問題解決の方向性

もともと業務効率の追求は、NHS全体のテーマとして認識されており、IT活用もその一環としてとらえることができます。

NHSは2002年、トヨタ生産方式の発展形として「Lean Thinking（無駄のない考え方：贅肉のない、赤身肉のシステム）」を本格的に導入しました。この考え方について教育を主として担当するNHS Electが、NHSイングランドの一組織として設立され、英厚生省、他の政府機関と協働で活動しており、組織の会員約60団体が対象となっています。標語は「Getting the right things to the right place, at the right time, in the right quantities, while minimizing waste and being flexible and open to change」(「正しいことを正しい場所に正しい時に正しい量を入手する、一方無駄を最小限に変化には拒絶反応を無に〔オープンに〕)。

　NTFもNHSの政策の一環として推進されているため、NHS傘下組織に対しても、実験的取り組みを提案型プロジェクトへの参加という形で呼びかけ、成功した事例は他に移植するという拡張モデルを構築しています。

　さらに、中央集権的に資金と配分決定権、成功者に対する昇進の決定権もNHSのもとで一元化されているため、中長期政策をきめ細かく取りやすくなっています。さらに、このことを政策立案者と経営者層が熟知していて、成功例も生まれています。がん患者の支援組織（Macmillan Cancer Support）[*3]はこの組織所属のデジタル看護師を活用し、がん患者専門にオンラインで患者からの質問、特にフェイクニュース（嘘のがん情報）に対して効果を上げていることが大々的に報道されています。がん患者は最初にがんの診断を告知されたとき、動揺し、その後の関係する治療や注意点等の情報を消化できないという側面を持っています。特に、科学的根拠に乏しい、がんに効く特効薬や治療法を安易に信じ、偽の薬剤や治療法提供者の犠牲にならないように、電話やインターネットを活用し、患者・家族、親族、友人たちに助言することで評価を上げている非営利組織として知られています。

　臨床面でも「デジタル・ナース」の萌芽が見られます。ポーツマスのNHS病院トラスト組織では、助産婦チームがスマホやタブレットの画面に書き込める「デジタルペン」の採用を

2010年より始めています。これによって、妊婦・乳児の情報をタイプする手間もペーパーノートを持ち運ぶ必要もなくなりました。効率的にデータ管理が可能となり、記録紙の紛失もなくなりました。ポートマス地区においては、デジタルペンの使用により、処理される産科情報システムが同一データの収集・利用方法でつなぎ目のない妊婦・乳児に対する医療・介護サービスが病院から地域産科診療所までシームレスで提供されています。メリットとして強調されていることは、これによって看護師が、事務的作業のペーパーワーク時間を大幅に減少でき、患者と向き合う時間が生まれたということです。

* 3 ：Macmillan Cancer Supportは創立者の名前を冠した1911年設立の慈善団体組織で、ロンドンを本拠にガン患者やその家族・親族等に対してガンに関する治療情報や健康・保健情報提供や金銭的支援を行う。2014年現在本組織の人員数は1,474人、収入は２億1,840万ポンド（約327億円）。

4　日本が学ぶべきこと

　英国の「デジタル・ナース」の推進政策から、日本が学ぶべきことは多いと思われます。理由としては、医療制度が似ている点が挙げられます。日本の公的医療制度は、保険、税、自己負担に支えられて運営されていますが、政策面では国の関与が大きいといえます。制度の仕組みは、税によって国民医療保健制度が運営される英国と似ているからです。

　特に日本が取り入れることができる点として、以下のものが挙げられると思われます。

①5年から10年の時間的枠組みで達成をめざす計画を、中央集

権的アプローチとイングランド全域の医療現場に近い多拠点から分権的アプローチの組合せで本政策を推進中である。

イ．広範囲の多拠点に対して分権的アプローチは、トヨタ生産方式（TPS）の発展形をサービス部門で取り組めるように完成させたLeanThinking（贅肉のない、ムダを排除した考え方）の段階的改善取組手法で、NHS傘下の組織体から「デジタル化看護師」の実験的取組プロジェクト案に資金援助の応募を求め、専門家が審査し、統計学的に有意な数字の実験プロジェクト数を確保しプロジェクトを実施させている。

ロ．中央集権的組織のNHSEは、実験的プロジェクトの進捗状況を科学的に追跡調査し、有効性を検証している。成功事例は他拠点に拡大する成功モデルづくりに専門家が参加する。

②先行例のない「デジタル・ナース」は実験的プロジェクトという側面を持つ一方で、実践的である。各拠点では、看護師自身も手軽なスマホ携帯端末やスカイプといったテレビ電話活用など、現場に近いところで改善を図ることになる。米国のように、民間主導で急進的企業によるアプローチを公的医療・介護制度に援用するのは拒否反応や退職・転職に結びつきやすいと推察される。

③「デジタル・ナース」成功のカギとして「時間をかけ行うこと」が挙げられる。特に、看護師の年齢が若くなればなるほど、システムへの「慣れ」が広がる。英国では、中高年齢層の看護師の「代替わり」も進んでおり、この課題は自然消滅

する可能性が高いと見られている。
④デジタル化機器操作の簡便性・容易性の進化とソフト・ウエアで、RPA（ロボティック・プロセス・オートメーション）といった反復の事務作業の自動化ソフトの採用が進むことで、看護師の事務的単純作業の大幅軽減が近い将来実現されるだろう。

第3章

世界の医療・介護サービスの新潮流①
——NHSへの大規模サイバー攻撃の概況と背景

森下 正之・川合 右展

『最新医療経営 PHASE 3』2017年8月号(日本医療企画)
より転載

2017年5月中旬、英国のNHS傘下にある病院のITシステムがサイバー攻撃を受け、一時診療に制限が加わるなど、大きな被害が出ました。そこで今回は特別編として、一連のサイバー攻撃に対する英国医療体制の対応について、森下正之氏と社会医療法人若弘会理事の川合右展氏に寄稿してもらいました。

まえがき

　2017年3月、20年間継続して定点観測を続けているダートフォード・グレーブシャムNHSトラスト病院（DVH：ダーレンバレー急性期一般病院）を訪問しましたが、このときに遭遇した事件は、今から思うと、その後に全世界を揺るがすことになる大事件の予兆でした。

　ロンドン滞在時の3月17日、2,600万人強の開業医（GP）の患者情報が外部に流失した可能性が高いとのニュース報道がありました。そして5月17日、大規模なサイバー攻撃が世界を襲い、なかでも英国NHS（国民保健医療制度）の傘下16病院組織のITシステムに多大な被害が発生しました。被害を受けた病院では、緊急でない手術を断り、なかには救命救急部門が救急車の受け入れが不能となり、他病院への転送を余儀なくされたといわれています。これの余波は大きく、その3週間後に行われた英国下院の総選挙にも影響を与えたとされています。

　今回は、TECS（Technology Enabled Care Services：デジタル技術が可能にした医療・介護サービス[*1]）の仕組みを報告する予定でしたが、サイバー攻撃、大規模ハッキング犯罪発生により、鮮明に明らかになったTECSの弱点、負の側面につい

ても追加の調査・分析しましたので、この件について「特別編」として報告します。日本の保健医療にかかわる職業人や研究者に対し、多大な教訓や示唆を提供していると思われます。

＊1：本誌姉妹誌『クリニックばんぶう』（2016年11月号）の特別寄稿「地域包括ケアのデジタル・イノベーション」参照。

1　一連の事件についての概況

　NHSイングランドの最高経営責任者サイモン・スティーブンス長官が2014年の就任早々に発表した「NHSE改革5カ年計画」（2015年度からスタート）は、①年間300億ポンド（当時換算レート5兆6,000億円）の国税予算資金拠出不足を解決し、②少ない予算で保健医療の質を高め、③安全性と患者利益を第一に考えた医療サービスを提供する——という「三兎を追う」改革でした。

　その具体策が、本誌6月号前編と7月号中編で解説したSTP（Sustainability & Transformation Plan：持続可能性と変革の計画）、急性期・救急医療の長期的取り組みである「Hospital without walls」と地域社会から見た「The House without walls」の概念の実現であり、それを支える基幹的要素・必須要件にTECS、すなわちデジタル技術が可能にした医療・介護サービスの3つがあります。

　TECSは、英国NHSのサービスとアクセスの良さの向上を高めるものと期待されていました。すなわち、健康・保健サービスの質向上（アウトカム向上を含む）と、24時間・365日、ケアサービスを国民が受けられる可能性を高めるというものでし

た。代表的な手段としては、遠隔保健医療（telehealth）、遠隔ケア（telecare）、遠隔診療・治療（telemedicine）、遠隔治療指導（telecoaching）、自己管理ケアのアプリ・ソフトウエア（self-care apps）などが挙げられます。

　一方、これらのシステムに対して、重大な脅威や危険性の問題・犯罪事件が発生し始めました。すなわち、NHSに関係する診療所や病院等医療機関のITシステムに対するハッキング攻撃（Cyber Attacks）です。

　具体例としては、患者情報の流失や一方的露出等に加え、ランサムウェア「WannaCry」[*2]と呼ばれる身代金要求型不正プログラムに全世界的影響を受け、最大級の被害組織団体の一つが英国のNHSでした。なお、ハッキング攻撃後の早い時期から暗証番号やクレジット番号等を詐取するフィッシング詐欺でないと判断されていました。

＊2：マルウエア（不正かつ有害に動作させる意図で作成された悪意のあるソフトウェアや悪質なコードの総称）の一種で、コンピューターウイルスやワームなどがある。

　感染したパソコンをロックしたり、ファイルを暗号化したりすることによって使用不能にしたのち、元に戻すことと引き換えに「身代金」を要求してきます。今回の被害は全世界、日本も含め150カ国に及び、CNNによると20万台のコンピューターが感染したといわれています。

　そして、今回の事件が起きたのでした。NHS急性期一般トラスト病院を中心に16トラスト組織のコンピューター・システムがランサムウェアに感染したと報じられています。

英国民が誇りにしてきたNHSがサイバー攻撃にさらされ、医療提供にも大きな影響を被っただけに、防護策の不備・不完全さを露呈した形になり、国民の関心も高かったようです。英国の新聞は「Cyber Election Crisis?（コンピューターへの不正プログラム感染攻撃による選挙への悪影響危機か？）」という見出しをはじめ、英国下院議員選挙に深刻な影響を及ぼすとの見方を伝えました。

　テリーザ・メイ首相は「今回のサイバー攻撃はNHSを唯一の対象として仕かけられたものでなく、広範囲の国際的課題であり、英国政府はこれまでサイバー防衛・安全保障費に20億ポンド（約3,000億円）を投じ、本年度は情報投資予算42億ポンド（約6,300億円）とさらにサイバー防衛・安全保障費に0.5億ポンド（約75億円）の追加刷新費用予算を計上ずみである」などと述べ、本事件に関する釈明に追われました。

　2つの急性期一般病院の救命救急部門が救急車を他病院に回すといった混乱が続いたものの、サイバー攻撃そのものはコンピューター・システムあたり300ドルの解除キーを要求されましたが、その身代金を支払うこともなく、第二波の攻撃も被害が報告されませんでした。現在は全面的に正常化しています。

▍2　具体的なシステム

　ここで、TECSのシステムを概観しておきます。

　TECSの代表的システムは、遠隔保健医療（telehealth）でNHSイングランドが強く推進しているSTH FLO（Simple Telehealth FLO）[*3]と呼ばれる重症化予防のシステムです。慢

性期患者の症状悪化を未然に防ぎ、できるだけ長く自宅で健常者に近い生活を送れるようQOL（Quality of Life：「生活の質」「生命の質」）を維持でき、救命救急部門への搬送を防ぎ、急性期病院への過度な混雑を避け、一般開業医（GP）や訪問看護師の仕事量軽減の効果により、医療費を削減しようとしています。

＊3：GPと看護師がチームを組んだGPS（一般開業医複合施設）が核となり、患者が廉価な機器（血圧・体重・脈拍等を安価なスマートフォンを活用し）で毎日定時にGPSサイトに自己測定した血圧・体重・脈拍・尿の色等を簡便にデジタル数値で申告、アルゴリズム・広義AIが指示を出し、GPとの診療予約、救急車手配等を含め患者へのフィードバックをナースが中心となり管理する。このシステムは米国退役軍人省が採用し、豪州でも採用の検討が始まっている。『クリニックばんぶう』（2016年11月号）参照。

　TECSの次に注目されるのは、遠隔診療・治療（telemedicine）です。ダーレンバレー急性期一般病院の場合は、泌尿器手術にケント州で専門特化し、他の3拠点では別の診療科に専門特化することが予想されます。同院は、香港の病院に対して衛星電波を使い3D手術を同時中継した実績をもっています。専門特化は各拠点に患者を集めて手術件数を高め、陳腐化の速いデジタル高額機器の償却スピードを上げます。さらに、他病院への遠隔診療の指導や教育効果が期待できます。ただし、拠点別役割分担の明確化とそれに併せて、医師、看護師、他医療技術者の配置の迅速性と能力評価や人選、処遇、教育等人事面の困難とストレスが大きいことが推察されます。

　ただし、使用されるデジタル機器は手術支援ロボット「ダヴ

ィンチ」や３D手術機器などをはじめ高額、かつ陳腐化が早いため、地域の中核医療機関となるNHS急性期一般病院であっても主要診療科すべてに先進的手術機器を揃えることは困難という認識が一般的です。

　さらに費用面での課題もあります。医師の基礎研修を担当するDeanery（ディンナリー）、その改革形態のLETB*4（地域教育訓練委員会）の資金援助で購入することが多いため、購入する機器も拠点別に絞り込む必要があります。6月号「前編」で紹介したSTPに先行し推進していた「先駆的統合ケアモデル」（Vanguard）の一つの形態である急性期病院間協働先駆的統合ケアモデルの同時推進を余儀なくされ、経営陣と管理者層に重荷になることが予想されています。

＊４：2013年、NHS改革の一環で医学・歯学教育修士課程の基礎的研修を担当してきたNHS Deanery機能を受け継ぎ、イングランドを4地域に分け、4組織でカバーするLETB（Local Education and Training Boards：地域教育訓練委員会）を創設。本構成委員に当該地域の医療サービス提供のNHS医療機関からも加わり、地域密着型で連携や治療アウトカムや質、安全性、患者満足度の改善を図ることが主目的となっている。

3　NHSの対応

　NHSのコンピューター・サービスは2007年、労働党政権のもとで、それまでの中央省庁による一括契約方式から急性期病院を運営する各地域のトラストが契約する方式に変更しました。

　ただ、2014年予算の執行を監視するNAO（国家監査院）はNHSのITシステム管理について、「サイバー攻撃の脅威につい

て限定的認識しか持たず、脅威からの適正レベル防護はいかなるものか、理解が欠如している」と指摘していました。

National Cyber Security Centre[*5]（英国家サイバー安全保障センター）はサイバー攻撃からシステムを守るための10の対策指針を発表しています。その内容は、一元的ネットワークでなく地域分散型で管理するという指針を打ち出していますが、今回のNHSのハッキング犯罪を受けて、改めてこの指針が強調されています。

＊5：政府通信本部（Government Communications Headquarters：略称GCHQ）の一部門でサイバー安全保障に関する課題・問題で企業と政府の橋渡しを行う役割を持っている。

4　日本が学ぶべきこと

筆者らが今回のサイバー攻撃の影響について、ダーレンバレー急性期一般病院の経営陣に問い合わせたところ、「サイバー攻撃により影響を受けなかった」との返事をもらいました。理由として、①パッチ・ソフトを常に最新版に更新してきた、②取引業者から助言を受けて新しい基本ソフトを採用してきた、③職員に対して、不確かなところからダウンロードやメール開封しないことを徹底して指示してきた、④パスワードを共有しない、⑤セキュリティに対して最善の注意を払う——ことなどを挙げていました。

さらに、「紙媒体に戻ることはできない」ともつけ加えていました。患者情報のデジタル化を鈍化させたり、ストップさせたりすることはないということです。患者と医師・看護師が診

療に必要な時に、安全にアクセスできる独自性を持ったシステムを追求することがNHSの戦略であり、ITの新技術に投資を続け、科学的問題解決を得る。サイバー攻撃などの脅威は常につきまとうが、その脅威を引き下げる努力を継続する方針とのことでした。

今回の一件で、ITシステムとその活用における「負」の側面としてサイバー攻撃、ハッキング犯罪のリスクが存在するということが、あらためて浮き彫りにされました。しかも、終息の気配を見せていません。

NHS組織全体では、ウインドウズXPのオペレーション・ソフトが使われ、2015年まではマイクロソフト社からソフトの欠陥・穴を防ぐ特別パッチ・ソフトのために年間550万ポンド（710万ドル）を支払い続けていましたが、緊縮財政が強いられていたこともあり、NHSは支払契約を止めていました。その矢先の出来事だったのです。

無論今回はサイバー攻撃を受けた後、マイクロソフト社側は非常事態用パッチ・ソフトの提供を行いましたが、時すでに遅く、被害の拡大を止めることができませんでした。

グローバルな5月のサイバー攻撃は、英国民が誇るNHSに甚大な被害を与えました。直後の世論調査の一つは、翌月に控えた総選挙の争点である「Brexit（英国のEU離脱）」よりも、社会保障制度の基本の一つであるNHSの信頼性を揺るがす事件に大きな関心を示していました。実際、選挙結果は事件前には保守党の大勝が予想されていたにもかかわらず、何とか政権を維持するレベルにまで獲得議席数は落ち込んでしまいました。

近隣諸国から羨まれる類似の国民健康保険制度を持つ日本も、サイバー安全保障体制の根幹を早急に見直し、セキュリティ・システムを徹底的に検証する必要があります。そのことを、今回の一件は示唆しています。

第 **4** 章

世界の医療・介護サービスの新潮流②
——NHSが取り組むシミュレーション教育

森下 正之・川合 右展

『最新医療経営 PHASE3』2017年9月号（日本医療企画）
より転載

1　概況

　第3章でも述べたように、NHSイングランドの最高経営責任者サイモン・スティーブンスが2014年の就任早々に発表した「NHSE改革5カ年計画」(2015年度からスタート)の目玉の一つが、TECS (Technology Enabled Care Services)、すなわちデジタル技術が可能にした医療・介護サービス、「STP (Sustainability & Transformation Plan：持続可能性と変革の計画)」を支える基幹的要素、すなわち主たる「ハウツウ」でもあります[*1]。

　TECSの活用範囲は英国NHS(国民保健医療制度)の健康・保健サービスの質向上(アウトカム向上を含む)にわたります。遠隔保健医療(telehealth)、遠隔ケア(telecare)、遠隔診療・治療(telemedicine)、遠隔治療指導(telecoaching)、自己管理ケアのアプリ・ソフトウエア(self-care apps)などがその代表格です。

　これらの中核的技術手段は、デジタル技術であるスカイプ等テレビ電話と3Dや4K映像技術革新、及びAI(人工知能)です。これら技術的成果物は患者に自分自身の健康・医療・介護サービスに対して、自分が望む選択肢に対して自己決定権を与えることを格段に容易にします。最近はこうした「対患者サービス」だけでなく、「対医療従事者」への活用も本格化しており、特に医師の教育・研修への活用が注目を浴びています。患者の身体に危害・損傷を加えたりすることなく、過誤を極小化し、医療技術の習熟度を常に維持・向上させる仕組みが完成されつつあります。

デジタル技術の一つとして、シミュレーション教育・訓練が普及・拡大しています。手術や治療の質を向上させて安全性を格段に引き上げ、患者に不安な思いをさせることなく短時間に手術や治療が円滑に計画どおりに実施・完了でき、かつ関係する医療従事者全員に精神的な満足度を高める仕組みを整備することに主眼が置かれています。広義の「TECS」が出現しているのです。

　シミュレーション教育・訓練は再現性が可能という大きな特徴があり、反復はもちろん、同僚や指導医、コーチからリアルタイムで指摘や意見を聞くことができます。研修を受ける者としては、自らの問題点や改善点を客観的評価によって理解できるわけです。デジタル技術を用いたトレーニングシステムを用いることで、より効率性・効果性の高い教育環境を提供することができるとの評価が固まりつつあります。

　補足説明を加えると、広義のTECSと位置づけられる本格的シミュレーション教育・訓練は、1966年に南カリフォルニア大学の2人の博士によりコンピューター制御の高機能マネキン・シミュレーター（medical mannequinのSim - One）が麻酔導入練習用に開発され、麻酔科4人のレジデント（住込み研修医）の気管内挿管の実習訓練で使用されたことに端を発します。

　稼働した初期タイプは5つの部分から構成されていました（コンピューター、インタフェース・ユニット、インストラクターの制御機器〈コンソール〉、麻酔機装置、マネキン人形）。本当の患者のように振る舞い、かつ反応することがシミュレーター技術士の指令で可能でした。当時の一式のコストは10万ドルで、

あまりに高価なため普及の障害の一つになっていました。

この仕組み導入の背景に、「To err is human：人は誰でも間違える」という考え方があります。1970年代、NASAの支援で航空機事故の原因を調査したところ、航空機のシステム改善や乗務員個人のスキルアップによって事故を減らすのは限界があるという結果が出ました。それは「人は誰でも間違える」からであり、そうした間違い（エラー）が事故につながらないようにするための方策としてCRM（Crew Resource Management）が生まれ、航空業界に広まりました。乗務員の、①チームワーク、②リーダーシップ、③コミュニケーション、④意思決定――の4要素を円滑に進めることで、個人のエラーを事故につなげないようにするもので、これが経営学の基本理論と「Error Management Theory」としてMBAのコースで教えられています。

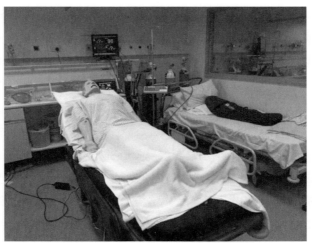

高機能マネキンを用いたシミュレーション学習。右奥は操作室。反復はもちろん、周囲からリアルタイムで指摘や意見を聞くこともできる。

この発想と仕組みが1990年代、米国において医療過誤事件が多発した際にも用いられるようになります。医療過誤が政治問題化し、ビル・クリントン大統領が公的機関（IOM：米国医学研究所）の設立した米国医療の質委員会に医療過誤に対する抜本的対策を命じ、医療分野でCRMに基づく答申が出され、その提言に基づき、連邦政府の補助金により全米各地にシミュレーション・センターが設立されました。IT技術の進歩とコスト低下で急速にシミュレーション技術が発展・確立してきました。
　英米の言語の互換性の利点を活用し、英国ではより大きなコンセプトにつくり上げられています。
＊1：「第2部第3章」参照。

2　問題分析

　シミュレーション教育は、他のTECSにおけるシステムの例に漏れず、導入・運用において大変な費用負担が発生します。デジタル化された医療用マネキン人形一体もかなり高額だといわれています。筆者（森下）が20年間継続して定点観測を続けているダートフォード・グレーブシャムNHSトラスト病院（ダーレンバレー急性期一般病院）は、デジタル化医療マネキン人形と関連機器一式を導入したシミュレーション教育施設を2012年に開設していますが、地域中核病院であるため、北西ケント州大学院研修医（基礎教育）協会から本導入のために資金援助を受けています。
　20歳前後の女性で、2年課程専門養成校卒シミュレーター技

術士1人とマネージャーと補佐人の計3人で、本プログラムに基づきシミュレーション教育を運営しています。参加する研修医や看護師はシミュレーターを体験し、参加者研修医同士または看護師同士が相互評価・討議する方式で、同大学院で作成、教育プログラムは試行錯誤で完成をめざす方針です。一方、2017年2月に英王立大学医学部の共同医師教育訓練委員会（JRCPTB）は医師免許認可を行うGMC（総合医療協議会）と討議し、2017年10月にシミュレーション教育を内科医教育カリキュラムの必須科目に組み入れることを、10月に提案することが予定されています。

　発展途上にある教育・訓練プログラムで、デジタル技術の進歩と低廉化、かつ患者の身体損傷リスクを極小化し、治療時間の短縮と治療品質を安定・向上させる長所が見込まれますが、時間のテストに合格はしていないので、本プログラムの有効性と品質を今後、継続的に証明していく必要があるでしょう。

3　問題解決の方向性

　シミュレーション教育（デジタル化された医療用マネキン人形）は、有効性とその効果を即時医療現場に反映させるために、地域拠点の中核病院に機器・施設一式を、大学院医師基礎教育を担当するDeaneryの発展形態LETB（地域医師教育訓練委員会）が資金援助し開設しています。

　また研修医、看護師、薬剤師の教育訓練で患者の安全性と入院経験の時間的短縮と苦痛軽減を図るため、座学での学習より体験的教育訓練と相互学習でスキルと自信の獲得を図り、地域

中核病院への医師・看護師の入職を促進する一石三鳥以上の効果を狙っています。この教育訓練も試行錯誤で充実を図ることが推察されます。

さらに、医師免許更新プログラムの構成単位に産科専門麻酔医向けシミュレーション・コースがヨークシャー州の地域急性期一般病院で発表されました。2013年11月に試行的に始まり、6つのシナリオが用意され、2日間のコースを設定、英王立大学麻酔科より継続的本専門医開発プログラム認定を受けて2014年4月より本格的に運営されています。今後、他の診療科においても医師免許更新プログラムに組み入れられることが予想されます。

4　日本が学ぶべきこと

研修医教育・訓練の大学院課程は、主たる実施担当は大学病院ではなく、地域中核病院という住民患者に近い場所の医療現場を拠点に、LETB（地域〈医学・医療〉教育訓練委員会）という医学部の大学院課程担当教授・地域中核NHSトラスト病院等専門家が、シミュレーション施設・機器の整備費用を負担し施設設置を決定します。運用は受け入れ病院側ですが、その運用方法も試行錯誤に基づいています。

さらに、医師の免許更新をより充実させ、常に医師の医療の技量の向上を図る実用的な方法を追及する努力は、大変印象的です。

翻って日本の現状は、各医学部が自己の費用で設置するため、高額な設備・機器の費用を賄うのは困難です。各大学は大きな

全体構図なしに、導入を試行しています。各大学の知見トータルの蓄積は無駄が多いと推察されます。言い換えれば、厚生行政の本課題でのリーダーシップが早急に望まれます。

　ここで紹介しておきたいのが、STH FLO（シンプルテレヘルス）と呼ばれる重症化予防を創始・推進している医師のルース・チャンバースOBEです。前述のCRMを構成するチームワーク、リーダーシップ、コミュニケーション、意思決定の4要素をすべて兼ね備え、かつプライマリケアについて長年にわたって大学医学部で教鞭を振るってきた人物です。そこで醸成した先見性（ビジョン）に基づき、傑出したリーダーシップを発揮しています。彼女のような人材を積極的に登用許容できる英国の懐の大きさと深さは、日本も学ぶべきでしょう。

　シミュレーション教育についても、試行錯誤しながら改良・改善を継続し、数字に基づき完成度の向上に努めています。試行錯誤とは、NHSがすでに2000年代にトヨタ生産方式に基づいて医療現場向けにつくり直した、Lean System（贅肉のないシステム）[*2]と呼ばれ、NHSの別組織で本システムの普及に努めています。サービス部門に、製造業から生まれたトヨタ生産システムをもとにつくり直している柔軟性と粘り強さは、印象的です。

　試行錯誤のアプローチは、海図のない改革案を推進する際に、基本にすべきアプローチ方法としてNHSに定着していることがうかがえます。

　英国の病院を20年間にわたり継続的に定点観測を行ってきた研究者（森下）の私見として、厚生労働省が、シミュレーショ

ン教育に強いリーダーシップを迅速に顕在化していただけることを強く願います。

*2：2002年、Lean Thinking（無駄のない考え方）について教育を主として担当するNHS ElectがNHSイングランドの1組織として設立され、英厚生省、他の政府機関と協働で活動する。この組織の会員約60団体にこの考え方を教育・訓練を行っている。標語は「Getting the right things to the right place, at the right time, in the right quantities, while minimizing waste and being flexible and open to change」＝「正しいことを正しい場所に正しい時に正しい量を入手する、一方無駄を最小限に変化には拒絶反応を無に（オープンに）」

第5章

放射線医療機器の普及に伴い「1人あたりの被ばく(蓄積)総量」把握が重要に

森下 正之・吉長 成恭

『最新医療経営 PHASE 3』2018年12月号（日本医療企画）
より転載

1 放射線医療機器の普及に伴う被ばく量が国レベルで議論に

　本稿執筆は、筆者（森下）が幸運にも福島原発廃炉サイトの視察ツアーに参加できたことに端を発します。廃炉作業と同時並行的に進められている長期（30〜40年）廃炉研究の公的機関として、福島第一原子力発電所から車で30分ほどの場所にある楢葉遠隔技術開発センターが運営されています。原子力機構の一部門として、原発廃炉の公的資金より廃炉・汚染水対応研究・開発に2016年4月より本格運用が開始されています。

　要約すると、訪問した先の中心的研究の構成は次のとおりです。

　被ばくを避けるため、遠隔技術の物理的距離を保つ：
- ドローン機器
- 人間に代わり作業するロボット技術
- シミュレーション技術の仮想化技術（バーチャル・リアリティ）
- 大型の廃炉実物大モックアップ

　これらを総合的に使用することで、より効率的なロボット開発を進めるという狙いのもと、長期に公的資金を投入し、世界に先駆け開発をめざしています。この長期にわたる遠隔開発技術は、医療分野の放射線被ばく防止おいて世界的に貢献するであろうとの予感を持ちました。

　医療機関では今日、放射線による検査・治療が多用され、この傾向はさらに続くことが予想されます。最新機器の導入を求める医師や放射線技師、検査技師の要望を満たし、かつ、患者

が求める最新医療に応えるため、医療機関、とりわけ急性期医療を中心にむしろ拡大傾向にあるとさえ言えます。医療経営幹部も、こうした需要に押される形で放射線医療機器を導入しているのが実情ではないでしょうか。

一方で問題視されるようになっているのが、その業務に携わる専門技術者や治療を受ける患者の放射線被ばく（蓄積）総量です。2017年4月、厚生労働省で「医療放射線の適正管理に関する検討会」がスタートし、安全管理の指針策定などについての議論が進んでいます。

2018年1月19日の同検討会で示された資料「医療被ばくの適正管理について」では、日本での診療による被ばく量の現状について、国連科学委員会2008年報告書をもとにしたレポートが提示されています。それによると、世界平均診断被ばく量が0.6mSv／年であるのに対し、日本はその6.5倍の3.87mSv／年に達しています。かつ、CT機器の導入が進み、頭部、胸部、腹部の検査頻度が増加傾向にあり、またマンモグラフ検査や血管造影件数も同様だと指摘します。

2017年のOECD統計によると、2014年の日本の放射線医療機器台数は1万3,636台でアメリカとほぼ同じ、人口100万人あたりでは107.2台で、アメリカの40.0万台、G7平均25.2台と比べて突出しています。これは、診断被ばく量においても日本が突出して高いことが推察できる根拠となっています。

こうしたことから、CT検査の診断参考レベルは他国より高く、適切な管理を進める必要があるとの指摘が出ているのです。医療放射線の安全管理体制の一環として、被ばく線量などを記

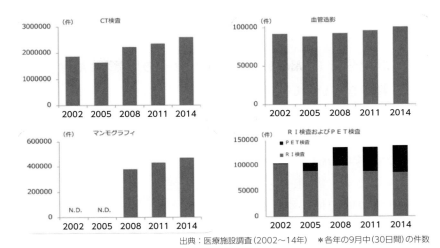

図1　国内の放射線診療の実態（各検査の実施件数＊）

出典：医療施設調査（2002～14年）　＊各年の9月中（30日間）の件数

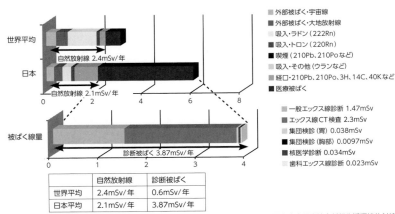

出典：国連科学委員会（UNSCEAR）2008年報告書、原子力安全研究協会新版生活環境放射線

図2　日本の医療被ばくの現状

録する重要性も言及されています。

▌2　状況分析：1人の患者の医療被ばくの「(蓄積)総量」を把握できていない？

　医療機関ごとの1回の被ばく量については把握する動きが見られ、理解や認識も進んでいますが、1人の患者が1カ所の医療機関ですべての検査・治療を完結させているとは考えにくい状況があります。実際、歯科医院、職場健診、開業医、病院とそれぞれで放射線検査を受けている場合だと、患者のそうした被ばくの蓄積量については、規定や管理ができていないというのが実態ではないでしょうか。

　たとえば歯科診療でも、初診において、歯科医は自院に設置している放射線機器で検査を行いますが、その患者が他の医療機関でどのような診療を受けているか、そして、レントゲン検査やCT検査を受けているかといったことを尋ねたり、チェックすることはまず行われていないでしょう。

　もちろん例外もあり、国立がんセンターでは人間ドックを受ける場合、胸部CTで異常が見つかると、同センター付属の診療科での保険診療によるCT再検査は、1年以上の間隔を空けることが求められているようです。

▌3　前提条件：アメリカでは2009年の被ばく事故を機にFDAを中心に対策進む

　他国ではすでに、診療時の被ばく線量管理について体制づくりを進めています。2017年6月の「フィリップス・ヘルスケア

USA」が発表した白書では、アメリカでの対応が、その契機となった事故から今日までの流れについて記載されています。筆者（森下）が追加取材して得た情報も含めると、おおよそ次のようなものになります。

2009年にCTによる頭部を検査した際、過剰に放射線を被ばくするという事故が発生し、患者数十人の頭髪が抜けるという被害が起き、がんの誘発も懸念される放射線被ばく事故が発生しました。

これが契機となり、それまでの「画像の質」一辺倒から、患者の安全にも注意・関心が移りました。そこであらためて、患者個人の放射線被ばく蓄積量に関する管理を担当する責任者が不在であることはもちろん、そもそも患者の受診機関を通して、これらの被ばく情報の扱いを含めた規定がないことが問題視されました。

そこでアメリカ食品医薬品局（FDA）は、放射線を放出するすべての医療機器（血管内専門医が使用する蛍光透明装置を含む）の基準値を設け、患者の医療における被ばく量を低減させる方向で改定しています。

特に、患者の被ばくの蓄積量とがん化リスクに関する危険性を念頭に、FDAは近い将来、患者の被ばく時間、各診療で予想される実効被ばく量、患者の診療録にそれを記録することを義務づける方向で検討を進めています。現在、各州では教育・訓練を実施しており、蛍光透視装置を操作する医師に対しては特別資格を付与していますが、FDAと関連機関がより関与を強める予定だといいます。

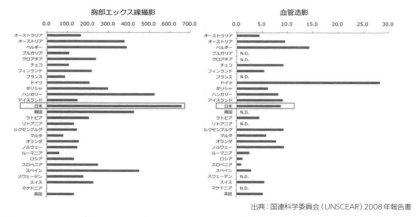

図3　各国の放射線診療の比較（人口1000人あたりの検査実施件数）

4　問題分析：日本の体制づくりは立ち遅れが否めない

　IAEA（国際原子力機関）も、取り組む姿勢を示しています。2002年に患者の医療被ばくに対する国際行動計画イニシアチブを発表していますが、それを受けてWHO（世界保健機関）が補完的位置づけで、安全性のグローバル・イニシアチブに着手しています。医療における広範囲の放射線使用は、公衆衛生の観点からも、健康被害・危険性を最小化し、その恩恵は最大するための方法を追求することを謳っています。

　EUは1976年以来、放射線被ばくからの保護に関する刊行物を発刊しています。2010年には、医療施設における患者と施設労働者を放射線被ばくから防護することを目的に、欧州原子力条約のもと、さらにその取り組みを本格化させています。

　イギリスは、健康・安全関係の非政府公共組織HSEや労働・

年金省が放射線被ばくの問題を取り扱っています。EUとも緊密な関係を維持してきた経緯があり、イギリスのEU離脱についての政府間交渉においても、健康・安全問題についての議論に関与していることが報じられています。

　こうした世界各国の動きに比べ、日本の対応は、やはり後手に回っていると言わざるを得ません。医療被ばくにかかわる基準・規定の作成や表記方法は、大半が英語によって表記されている状況です。被ばく防護規定や基準づくりにおいて、後追い、受動的な対応になっています。

　2000年前後からCT、マンモグラフ、血管造影装置、がんの放射線治療、歯科用CTなど、放射線検査・治療の頻度が急激に広がっています。それぞれの検査や治療における放射線被ばく量に関してはかなり慎重に配慮されていますが、状況分析で述べたように、患者一人ひとりの放射線被ばく量の総量を記録し、総合的に把握するシステムやそれを管轄するための体制整備は立ち遅れが否めず、問題視せざるを得ません。

▌5　問題解決の方向性：デジタル技術を駆使した患者単位の被ばく測定に期待

　解決の方向性としては、やはりデジタル技術の活用が考えられます。たとえば「放射線被ばく測定パスポート」を保険制度のなかに組み入れることが検討できます。保険者組織にデジタル記録として加入者それぞれの放射線治療記録を集約し、管理するわけです。医療被ばくによる疾病が低減すれば、保険財政負担の軽減につながるし、そもそも検査の適正化につながれば、

それ自体が保険者のインセンティブになるでしょう。不要な重複検査も防止できます。

遠隔診療技術の普及も期待できる。岡山大学病院は2018年6月、同大学で開発したCTガイド下針穿刺ロボットを用いた人に対する初めての臨床試験を実施し、成功したと発表しました。腎臓に腫瘍がある60歳代女性にCT画像で患部の位置を確認しながら、コントローラーでロボットアームを動かし、先端に就いた針で腫瘍の一部を切りとったといいます。術中の医師の被ばくはゼロでした。今後5年以内に針穿刺を行うロボットの製品化をめざしています。

つけ加えると、この一連の取り組みは、福島県における福島県第一原子力発電所事故を受けたその後の同県での取り組みが非常に参考になると思います。浪江町や相馬市、南相馬市などは地域住民に対して徹底した放射線被ばくの影響確認を実施し

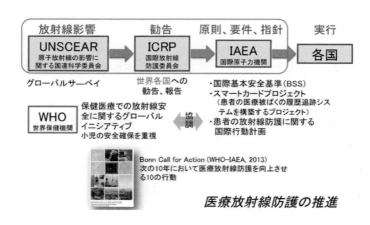

図4　医療放射線防護の国際的枠組み

ています。長期にわたるここでの経験は、国内はもちろん、国外にもきわめて有効な先行事例となるのではないでしょうか。

　世界で唯一の原子爆弾の被爆国で、チェルノブイリと並び原子力発電事故による数少ない放射線被ばく被害が発生し、長期にわたりその対応策に追われる国ですが、廃炉と隣接する遠隔技術センターの開発知見・経験は、今後世界において医療被ばく分野で長期的に貢献する人類共通の財産であると言えるでしょう。

第 6 章

医療現場の課題解決に向け AI・IoTの導入が本格化

森下 正之・吉長 成恭

『最新医療経営 PHASE 3』2019年1月号（日本医療企画）
より転載

▌まえがき

　第5章では、主に医療被ばくを中心とする現在の医療現場における脅威（＝リスク）について論じ、その対応策として、欧米ではデジタル技術を活用して患者1人あたりの被ばく量を把握する取り組みに言及しました。そこで今回は、医療現場における業務の改善策の一環としてのデジタル技術活用について、さらに考察を進めたいと思います。

　本誌2017年2月号で「病院など医療機関にとってのAIの可能性と危険性への対応・心構え」で論じましたが、これをより幅広く深堀りすれば見えてくると考え、調査・研究をしました。補足すると、姉妹誌の『クリニックばんぶう』2014年12月号において、「日本の近未来を投影する患者情報のハッキングの脅威」という、デジタル患者情報の盗難に対する問題の解決の方向性を論じたので、興味のある読者はご一読いただければと思います。

▌1　状況分析：開発から臨床までAI活用の期待

　2016年10月に経済産業省が「第四次産業革命を視野に入れた知財システムの在り方に関する検討会」で発表した「第四次産業革命のなかで、知財システムに何が起きているか」は、「IoT（著者注：Internet of Things、あらゆるモノがインターネットでつながること）、ビッグデータ、AI（同、Artificial Intelligence：人工知能）等の技術革新により第四次産業革命とも呼ばれる時代が到来」と述べています（図1）。医療・介護現場も例外ではなく、さまざまな場面でその活用が期待され

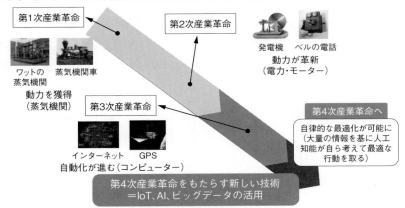

図1　産業革命をもたらす新しい技術

ています。

①画像診断報告書の確認支援

　2018年5月に、日本医療機能評価機構は「画像診断報告書の確認不足（第2報）」を発表しました。2015年1月1日〜2018年3月31日の約3年間に、画像診断報告確認忘れ事例が37件（うちCT検査36件）報告されています。

　事例の1つに、次のようなものがあります。外来診察で肝内胆管がん術後のフォローアップでCT検査を行った主治医は画像を見て患者に説明し、その後、画像診断報告書の確認を忘れてしまいました。5カ月後、再度CT検査を行い、放射線科医が過去のCT画像と比較しようとしたところ、5カ月前の画像診断報告書が未読であり、かつそこには「肺がんの疑い」と記載さ

れていることに気づき、主治医に連絡しました。

　原因の1つとして作業量の膨大さが挙げられています。厚生労働省によると、肺がん検診は2015年度に全国で420万人が受診しました。見落とし発生が見つかった大学病院では検診は1回で数百枚を撮影するため、年間8.5万枚の画像診断があり、情報処理にかなりの労力と時間を要しているといわれています。人為的なミスを防止するほか、それが起きても見逃さない、デジタル技術の活用を念頭に置いた包括的システム整備の必要性が指摘されています。

②新薬の治験期間を短縮

　AIを使い新薬の治験期間を短縮させようという取り組みが、製薬企業各社で顕著になっています。その用途も、▽存在しない患者集団をAIがつくり出し、治験に関連する必要データを収集（ロシュ）、▽AIを使い治験計画に必要な情報収集時間を70％短縮する技術を開発（田辺三菱製薬と日立製作所）、▽薬効にかかわる性質をAIで予測する取り組みを進め、開発期間を最大3割短縮。さらに、創薬研究と開発研究にAIを導入すれば従来は5年程度を要した期間を2年半程度に短縮（アステラス製薬と理化学研究所）――とさまざまです。この経済効果も期待できます（図2）。

③宇宙研究からの応用

　宇宙研究とがんの治療の研究を結びつけ、革新的医療技術の確立に目覚ましい発展進歩が期待できます。すなわち、AIによりデジタル情報の処理速度が幾何級数的に加速され、同時に、大量のデジタル情報をパターン的または関連グループに再分類

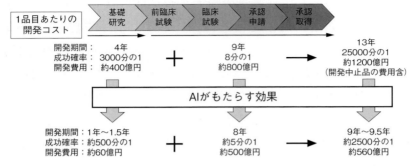

図2　創薬AIがもたらす経済効果

し、新たな有望な仮説が導かれる可能性が常時提供されると推察されます。

④その他

　2018年10月1日に京都大学の本庶佑名誉教授がノーベル医学生理学賞を受賞して以降、受賞や同教授の研究がもとになっているがん治療薬「オプジーボ」などについて、類似の表現の記事やニュースがTV・新聞・雑誌などで伝えられましたが、それに呼応するように、デジタル技術関連の話題も続々と報じられています。一例を挙げると次のとおりです。

　「ここまで来た『AI医療』」（ニューズウィーク日本版11月20日号）、「がんに勝つ」（エコノミスト11月13日号）、「AI診断幕開け来年にも」（日本経済新聞11月16日付）、「阪大、がん治

療薬候補物質」(日経産業新聞11月15日付)、「医薬品分析装置に参入」(日本経済新聞11月15日付)、「遺伝子治療薬が上陸　来年も、難病治療に効果」(日本経済新聞11月14日付)。

　あわせて、産経新聞（11月16日付）が報じた「『ガン見落とし　他に5人か』副題『先端技術　医師追いつかず』」もつけ加えておきたいと思います。
　日本アイ・ビー・エムは6月1日、「診療報酬への反映を見据えた『医療画像AI分析』は2018年がカギに」というテーマの記事をネットで配信しています。2017年6月27日に厚労省が取りまとめた「保健医療分野におけるAI活用推進懇談会報告書」の内容も踏まえると、2020年の診療報酬改定で報酬への反映をめざすには、逆算すると「2018年が大きなカギとなる」と指摘しています。
　具体的な用途としては、やはり読影医の負担軽減が念頭にあるようです。一度に数千から数万枚の大量の画像の取得も、詳細な画像が正確に診断できるのであれば患者側にメリットが多いといえますが、異常の有無を診断する読影医の負担も大きくなっているという問題を提起しています。読影医の数が慢性的に不足し、見落としを防ぐためのダブルチェック体制を実現している病院は、全体の半数にも満たないとも指摘しています。画像診断が治療の出発点となるだけに事態は深刻ですが、放射線医や病理医の数を増やすことは難しいと思われます。AI活用は「待ったなし」です。

2　前提条件の分析：医療とAIは相性が良い

　AIの分析力は格段に向上しています。医用画像分析で加速度的に精度を上げるための切り札として期待されているのが、ディープ・ラーニングです。2016年8月9日、マイケル・コープランドがディープ・ラーニングの基本を説明する記事で述べている表現を借りると、ディープ・ラーニングとは「機械学習を実装するための手法」「機械学習は人工知能（AI）を実現するためのアプローチ」「人工知能（AI）はマシンによって再現された人間の知能」となります。

　保健医療分野では、ディープ・ラーニングでより「予防効果の高い医療」の可能性が高まり、すでに実用化されはじめ、今後さらに進展が期待されるといわれています。医療で一般的に見られる「集合知」と「AI」の相性が良く、さらに進化・発展を続けるとの意見が明確になりつつあります。

　特に、MIT（マサチューセッツ工科大学）のスローン経営大学校のトーマス・W・マローン教授が発表した論文で、「今日の職場でAIの活躍が顕著になりつつあり、新しいタイプの集合知（Collective Intelligence）が出現しはじめている」と述べています。その要点を筆者なりに解釈すると、①活気がある組織は民主主義を進んで受け入れ、緩やかな階層組織を形成し、集合知の改善にチームで取り組んでいる、②経営者は人間と機械の関係を拒絶するより進んで受け入れるように奨励するべきである。すなわち、AIを組織のなかに戦略的に統合するやり方を学ぶことから利益を得られるだろう（注：Googleの翻訳機能は、利用者との対話を積極的に進め、利用者からのフィード

バックに基づき、翻訳機能・精度を向上させていることが知られている）——ということになるでしょう。

あわせて、AIが能力を発揮するためには、AIが学べるデータを十分に、かつ迅速に入手する必要があります。この要件を満たさないと、AIの精度を上げることはできません。医用画像の分析は、病院等の医療機関は大量の画像データの蓄積があり、AIに学ばせ、画像分析のモデルの構築が容易です。

3　目的：デジタル化で人的サービスの重要性を再確認

デジタル技術を医療現場に取り入れるメリットの1つに、時間を節減できることが挙げられます。入力すれば即対応（回答を含む）が求められるため、つまり、過去（週、月、四半期、半期、年等）の結果を待ち対応するのではなく、できるだけ未来に向け、即時対応することが必要です。それには、KPI（Key Performance Indicator＝重要業績評価指標）の設定が不可欠になるでしょう。この考え方は、保健医療分野ではなじみやすい概念と考えています。

もう1つ強調したいのは、デジタル化のメリットは省力化だけではないということです。英国のNHS（国民保健医療制度）では、デジタル化のそもそもの主眼は深刻な看護師不足への対応に置かれていましたが、デジタル化の進展とともに、アナログ対応の重要性が注目されるようになっています。すなわち、事務処理的作業時間の節減で患者との応対時間が増え、より親切な対人サービスを看護師が行うことに重点が移っているのです。

4　要件：人とAIの協働を念頭に置いた教育も重要

　医療現場を含め、デジタル技術（中核にAI）と業務体制の融合も重要になると思われます。たとえば、TPS（Toyota Production System、トヨタ生産システム）にAIをどう取り入れるかといった具合です。TPS手法を援用し、人とAIが協働し、患者・家族への対人サービスの改善に努めることが重要になるでしょう。

　デジタル技術の推進は、その対極にあるアナログアプローチの重要性が浮上し、その推進の要、アンカー（錨）は、医療機関、特に病院においては理念が大切で、患者への対応を中心に書かれた理念について、企業における社歌や理念の斉唱と同じように、泥臭い手法が必要であることの認識を深めます。

　デジタル技術の教育は、階層・段階的に行うことで、積極的に取り組む姿勢が必須です。理由として、デジタル技術は、当初パソコンが出始めたときにプログラミングに四苦八苦し、ベーシックで汚いプログラムをつくることから始まりましたが、その後、簡単なソフトが安価に手に入るようになると、パソコンはあっという間に普及しました。同様のことはAIでも繰り返されると考えるべきです。AIも汎用型や特化型と多様な種類が生まれています。IT専門職の人的資源が医療機関、特に病院に不足が予想されるため、遠隔技術（スカイプ等）や、コンピューターと電話でソフトのPCの不具合を修理・指導する慣行がすでに定着・普及しています。

5　備考：画像情報処理領域で日本の存在感が高まる

　日本は、写真・映像機器、音響機器の世界的メーカー（富士フイルム、ソニー、東芝医療分野を買収したキヤノン等）が複数存在し、医療分野に力を入れ始めています。電子カルテのような文字情報処理システムより、映像や音響の検査・診断分野で保健・医療のAIリーダーになることが期待できます。日本発の医療特化型（画像・音響）の先進的AIが近未来に出現しても不思議ではありません。内視鏡についても日本企業が優勢で、ディープ・ラーニングとの組み合わせによってさらに強みを発揮すると期待されます（図3）。

　iPS細胞の研究、難病研究での発症の原因発見、難病治療の方法や画期的新薬の誕生などの先端医療は、電子顕微鏡による形態観察が必須です。焦点深度が非常に深い、立体的形態観察が、数万倍以上の広い倍率で観察が可能な電子顕微鏡の開発は、世界でもひと握りのメーカーにしか実現できていませんが、そ

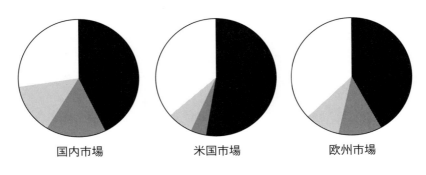

出典：厚生労働省「保健医療分野におけるAI活用推進懇談会」報告書

図3　2012年における内視鏡市場のシェア上位企業

の一角を占める日本電子、日立ハイテクノロジーズなどのメーカーが日本に存在することも、明記しておくべきでしょう。なお、海外勢では、FEI、カールツァイスが挙げられます。近未来にこれらがAIと結びつくことで、飛躍的な成果が期待できます。

第1部　デジタル医療・介護を一般診療において実現させる

【the authors／原著者】

Professor Ruth Chambers OBE

Ruth is an experienced GP, having worked for more than 30 years in different practices along with many lead roles in academia, the Royal College of General Practitioners, Department of Health with various clinical interests – all focused on disseminating best practice in healthcare.

Ruth is always thinking of new ideas – and actually puts some into practice, testing out innovations in creative ways, then disseminating learning as widely as energy levels and opportunities allow. Currently that is as clinical Chair of Stoke-on-Trent Clinical Commissioning Group and clinical lead for the West Midlands Academic Health Science Network's (WMAHSN's) Long Term Conditions Network.

Ruth.Chambers@stoke.nhs.uk

ルース・チャンバースOBE（大英帝国将校の名誉称号）・教授

ルース教授は経験豊富なGP（一般開業医）であり、30年以上に亘り、さまざまな診療に従事し、王室大学医学部一般診療医科、並びに様々な臨床的関心を持つ医療部門が、医療における最高の診療サービスの普及に注力しています。

ルースは常に新しいアイデアを考えています。実際にはいくつかを実践し、創造的な方法でイノベーションをテストし、エネルギーと機会が許す限り広く普及させてきました。現在、Stoke-on-Trent Clinical Commissioning Groupの臨床業務委託グループの議長であり、West Midlandsアカデミック・ヘルス・サイエンス・ネットワーク（WMAHSN）のLong Term Conditions Networkの臨床医リーダーでもあります。

Marc Schmid

Marc has had a career spanning over 20 years in media and communications. Having worked as a PR advisor to a member of the European Parliament and member of UK Parliament, he has developed a career at a senior level working across communications in local government and the NHS. In these roles, and as a director of a social enterprise, Redmoor Health, Marc has delivered digital projects across education, the NHS and local government for the last ten years. With most of his attention focused on the health portfolio, Marc has worked across the West Midlands and North West England developing the use of social media in primary and secondary care settings as well as training and developing health and social care staff to use digital modes of delivery as part of the transformation agenda.

Twitter：@marcschmid

マーク・シュミット

マークは、メディアとコミュニケーションにおいて20年以上のキャリアを築いてきました。欧州議会議員および英国議会議員にPRアドバイザーとして勤務した後、地方政府とNHSのコミュニケーションに携わる上級レベルのキャリアを築きました。これらの役

職や社会的企業であるRedmoor Healthのディレクターとして、マークは教育、NHS、地方自治体などのデジタルプロジェクトを過去10年間にわたって提供してきました。マークは、健康のポートフォリオに重点を置いて、主に中西部と北西部のイングランドで、一次医療および二次医療の環境で、ソーシャルメディアの使用を開発するとともに、転換プログラムの一部として提供のデジタル様式を使用するために、保健およびソーシャルケア提供者のトレーニングと開発を行ってきました。

Abdul Al Jabbouri
　Abdul is a final year medical student at Keele University. He has always had an interest in the latest tech and advancements in the computer world and has held onto this passion for tech upon entering the medical field. Abdul realizes that technology in medicine will change our day to day practice for good in the coming years and wants to be on the forefront of this exciting potential and share his knowledge.

アブドゥル・アル・ジャボウリ
　アブドゥルはKeele大学の最終学年の医学生です。彼は常にコンピューター業界の最新技術と進歩に関心を持ち、医療分野への参入に際してこの技術に対する情熱を抱いてきました。アブドゥルは、医学における技術が今後数年間、私たちの日々の実践を変え、このエキサイティングな可能性の最前線に立ち、彼の知識を共有したいと考えています。

【編者】

吉長成恭（よしなが・はるゆき）
　株式会社博報堂研究開発顧問、国立パリ大学、仏国立高等商学研究院招聘講師、広島国際大学大学院医療経営学研究科教授、国立大学法人広島大学大学院教育学研究科特別支援教育学専修および公立大学法人県立広島大学大学院経営管理研究科（MBA）客員教授を経て、広島経済大学特別客員教授。一般社団法人日本医療経営実践協会参与、一般社団法人日本病院会病院管理士通信教育講師、一般社団法人KPCおよび一般社団法人ちゅうごくPPP・PFI推進機構理事長。脳神経内科医、漢方医、医学博士、商学修士。ヘルスケアマーケティング、感性デザイン＆マーケティング。主な著述は医療経営分野、PPP/PFI分野、園芸療法・福祉分野など。翻訳書に『クリニカルガバナンス』（日本医療企画）、テキストに『医療経営概論』（同）などがある。

【編者・翻訳者】

森下正之（もりした・まさゆき）
　関西学院大学経済学部卒、ハワイ州立大学経営大学院修了。メーカー・流通業でマーケティング、M&A、国際契約等に従事。ハワイ大学助手、東海大学講師、広島国際大学兼大学院教授を経て、現在は東海大学非常勤講師、医療シンクタンクNPO標準医療情報センター副理事長、社会医療法人若弘会監事、国公立のPFI監査・審査委員を兼務。

専門はファイナンス・医療マーケティング、経営意思決定論。主な著書に『医療・福祉PFIの進化・発展（改定増補版）』（ふくろう出版）、『実践医療・福祉PFI』『医療・福祉PFI』（共著、日刊工業新聞社）、『病院経営と医療マーケティング』（共著、日本生産性本部）など。

第2部　医療・介護サービスの新潮流

【著者】

第1章　　　　　森下正之
第2章　　　　　森下正之　吉長成恭
第3章・第4章　森下正之　川合右展*
第5章・第6章　森下正之　吉長成恭

【＊共著者】

川合右展（かわい・あきのぶ）
　金沢医科大学卒、近畿大学大学院修了、ワシントン大学にてCertificate Program in Medical Management修了。近畿大学医学部奈良病院呼吸器・アレルギー内科助手を経て、現在は社会医療法人若弘会理事・在宅医療長・総合医、認定内科医、アレルギー専門医、気管食道科専門医、気管支鏡専門医、プライマリ・ケア認定医、医学博士。

Making digital healthcare happen in practice
by DR. RUTH CHAMBERS, MARC SCHMID, ABDUL AL JABBOURI
© 2017 Ruth Chambers, Marc Schmid

デジタル医療・介護を
一般診療において実現させる

2019年5月24日　初版第1刷発行

原　著　者　Ruth Chambers, Marc Schmid, Abdul Al Jabbouri
編　著　者　吉長成恭、森下正之（兼 翻訳者）
発　行　者　林　諄
発　行　所　株式会社日本医療企画
　　　　　　〒101-0033　東京都千代田区神田岩本町4－14　神田平成ビル
　　　　　　TEL. 03-3256-2861（代表）
印　刷　所　大日本印刷株式会社
　　　　　　©Haruyuki Yoshinaga, Masayuki Morishita 2019, Printed in Japan

ISBN978-4-86439-762-9　C3047

定価は表紙に表示しています。
本書の全部または一部の複写・複製・転訳載等の一切を禁じます。これらの許諾については
小社までご照会ください。